AF453321

CLIMATOLOGIE

DE LA CORSE

ET D'AJACCIO

PAR

Le Dr J.-M. MUSELLI

Membre de la Société de Médecine et de Chirurgie de Bordeaux.
Membre de la Société de Géographie de Bordeaux,
Membre de la Société française d'Hygiène.

> « Dès que l'on connaît cette île de
> la Corse, on se sent pénétré à son
> égard de sentiments d'affection
> qu'on ne saurait oublier ensuite et
> qu'on est heureux de lui prouver
> aussi fréquemment qu'on le peut. »
>
> J. REINACH.
> (Ch. des Députés, 17 nov. 1891).

BORDEAUX

IMPRIMERIE G. GOUNOUILHOU

11 — RUE GUIRAUDE — 11

1892

CLIMATOLOGIE
DE LA CORSE
ET D'AJACCIO

PAR

LE Dr J.-M. MUSELLI

Membre de la Société de Médecine et de Chirurgie de Bordeaux.
Membre de la Société de Géographie de Bordeaux.
Membre de la Société française d'Hygiène.

« Dès que l'on connaît cette île de
la Corse, on se sent pénétré à son
égard de sentiments d'affection
qu'on ne saurait oublier ensuite et
qu'on est heureux de lui prouver
aussi fréquemment qu'on le peut. »

J. REINACH.

(Ch. des Députés, 17 nov. 1891.)

BORDEAUX

IMPRIMERIE G. GOUNOUILHOU

11 — RUE GUIRAUDE — 11

1892

PRÉFACE

La Corse est cette grande île méditerranéenne
située au nord de la Sardaigne, entre la France
et l'Italie. La beauté de ses sites, la pureté de
son ciel, la douceur de son climat résument en
elle ce que la Suisse a de plus pittoresque, l'Italie
de plus poétique, l'Afrique de plus attrayant.
Pendant que l'hiver sévit intense et rigoureux sur
toute l'Europe, dans cette île l'amandier et l'oranger sont en fleurs, les myrtes et les lentisques
exhalent des senteurs printanières, l'hirondelle
plane joyeuse sous un ciel qu'elle ne quitte
jamais. Je me propose, dans ces quelques pages,
de faire une étude climatologique de ce pays,
aussi beau qu'il est mal connu, aussi pittoresque
qu'il est calomnié; je ferai aussi une étude générale sur le climat de son chef-lieu, Ajaccio, qui
possède les conditions les plus favorables pour
devenir l'une des plus délicieuses stations d'hiver
du midi de la France. Mais, avant d'aborder ce

sujet, il me paraît utile d'évoquer quelques pages de l'histoire de la Corse, pages capables de rendre cette île plus sympathique à ceux qui la méconnaissent. Je diviserai donc mon travail en trois parties, dans lesquelles je passerai successivement en revue :

1° Des souvenirs de l'histoire de la Corse;

2° La climatologie de la Corse;

3° La climatologie spéciale d'Ajaccio.

CLIMATOLOGIE DE LA CORSE

ET D'AJACCIO

I

Souvenirs de l'histoire de la Corse.

Sampiero. — Paoli (Pascal). — Napoléon.

L'histoire de la Corse est une longue guerre de la liberté contre la tyrannie. Louis Énault a dit qu'elle est une des plus dramatiques et en même temps des plus cruelles qui soient au monde : il y a du sang et des larmes sur toutes ses pages; nulle part on ne rencontre un tel entassement de ruines, de forfaits et d'infortunes. Plusieurs grands hommes ont joué un rôle important dans cette longue tragédie; mais, parmi les noms célèbres dont la Corse est fière, trois brillent principalement dans son histoire comme des phares lumineux et constituent pour les patriotes insulaires la trinité des demi-dieux. Ces noms sont ceux de Sampiero, de Paoli, de Napoléon.

SAMPIERO.

Sampiero a été le héros de la liberté corse au xvi⁰ siècle. Il naquit en 1498, à Bastelica, village situé au-dessus d'Ajaccio, au milieu de montagnes granitiques de l'aspect le plus sauvage. Il n'était pas de noble race, mais issu de parents obscurs. Il commença le métier des armes dans les bandes noires, sous Jean de Médicis. Nommé par François Ier colonel de trois régiments, puis de sept enseignes corses, il suivit le dauphin au siège de Perpignan. A ce siège, il se signala par une action si peu commune que le dauphin tira la chaîne d'or qu'il avait au cou et la lui céda pour honorer ses vertus militaires, lui concédant dès lors de porter les fleurs de lys dans ses armes, après lui en avoir vu si glorieusement soutenir les intérêts. Bayard devint l'ami de Sampiero et quelque peu son émule. Charles de Bourbon avait en grande estime son impétueuse bravoure et son coup d'œil militaire. « En un jour de bataille, disait Bourbon, le colonel des Corses vaut à lui seul dix mille hommes. »

Pendant que Henri II régnait en France, la Corse était sous la domination de la république de Gênes. Cette domination avait toujours été vue de mauvais œil par les habitants de l'île qui aspiraient sans cesse à la secouer. Une occasion favorable ne tarda pas à se présenter pour aider les projets des insulaires. Lors de sa lutte contre l'empereur Charles-Quint, le roi de France projeta la conquête de la Corse, afin d'assurer dans la Méditerranée une position stratégique et des ports de refuge pour sa flotte. Sampiero devint l'âme et le bras droit de l'expédition, à cause de sa haine contre Gênes. Il envoya dans l'île son compatriote Altobello de Gentili, pour se rendre compte des vœux de la population. Au mois d'août 1553, il s'embarqua avec le maréchal de Thermes sur la flotte française qui était commandée par l'amiral Perez. L'expédition se fit sans gloire pour les Français, parce que les Corses étaient très bien disposés pour eux et désiraient ardemment se ranger sous leurs drapeaux.

Quant à Sampiero, il ne tarda pas à devenir la terreur
et l'effroi des Génois. A Bastia, les habitants lui ouvri-
rent les portes de la ville sitôt qu'il se montra sous
leurs murs; même accueil se produisit à Corte, que
les Génois s'empressèrent d'abandonner au seul bruit
de son arrivée. A Ajaccio, les Génois, commandés par
Lamba Doria, voulurent se préparer à une résistance
désespérée; mais le peuple ouvrit encore les portes à
son libérateur. La ville fut alors saccagée et les habi-
tations des Génois livrées au pillage; eux-mêmes,
poursuivis par les troupes victorieuses, allaient demander asile et protection aux indigènes. Ceux-ci, ne
voyant plus que de malheureux vaincus dans leurs
cruels ennemis de la veille, les recueillirent dans leurs
propres maisons pour les soustraire à la soldatesque
effrénée. Lamba Doria lui-même trouva un refuge sûr
dans la maison du magnanime Francesco d'Ornano, le
beau-père de Sampiero : sublime exemple de la grandeur d'âme de ce peuple corse, aussi généreux que
brave, chez lequel l'hospitalité a toujours été un devoir
sacré, une loi divine !

Effrayés par les succès des Français et de Sampiero,
qui s'étaient rendus maîtres de presque toute l'île, à
l'exception de Calvi et de Bonifacio, les Génois récla-
mèrent l'assistance de Charles-Quint, de Cosme de
Médicis et du duc de Milan. Ils organisèrent une
expédition formidable et confièrent le commandement
suprême de toutes leurs forces à André Doria, leur
plus célèbre général. Celui-ci attaqua Saint-Florent
avec dix mille hommes de troupes aguerries. Bastia
ne tarda pas à se rendre, et les Français, jusque-là
victorieux, durent se tenir sur la défensive. Sampiero,
à la suite de dissentiments avec le maréchal de Thermes, avait été rappelé à la cour de France; mais,

après s'être justifié et avoir confondu ses calomnia-
teurs, il revint en toute hâte et se distingua plus que
jamais dans cette guerre où le général français se
montrait partout d'une incapacité absolue.

Le valeureux montagnard corse était infatigable ; il
ne laissait pas un instant de repos à l'ennemi. Il sur-
prend Spinola, le principal lieutenant de Doria, sur
les bords du Golo et le met complètement en déroute ;
lui-même est blessé dans cette rencontre et obligé de
quitter ses vaillants compagnons pendant quelque
temps. Spinola, profitant de son absence, remporte un
brillant succès sur les patriotes, à Morosaglia ; mais
Sampiero, à cette nouvelle, bouillant d'impatience,
ne laisse pas même cicatriser sa blessure, il va reprendre sa place à la tête de ses braves et défait les Espa-
gnols et les Allemands réunis dans un sanglant combat
livré près du col di Tenda (1554).

La guerre continue encore quelques années avec
un égal acharnement de part et d'autre. Enfin, au
mois de septembre 1557, Henri II nommait Jourdan
Orsini vice-roi de la Corse et faisait annoncer qu'il
avait incorporé l'île à la couronne de France. Le rêve
de Sampiero s'accomplissait donc : la Corse, détachée
de l'Italie, faisait définitivement partie de la monar-
chie française.

Malheureusement, par un article du traité de Cateau-
Cambrésis (1559), le roi de France s'engagea à retirer
ses troupes de l'île de Corse. Ce traité anéantit d'un
trait de plume toutes les espérances de Sampiero. Six
années d'une lutte constante, le sang versé dans
d'innombrables combats, les misères, les privations
supportées avec patience et courage, tous ces efforts
et tous ces sacrifices non seulement n'avaient abouti à
aucun résultat, mais exposaient plus que jamais la

Corse à la vengeance de Gênes. La paix de Cateau-Cambrésis venait d'arracher son glaive à Sampiero. Il se met alors à parcourir le monde afin d'obtenir des secours qui puissent l'aider à délivrer la Corse du joug de la république. Il invoqua le secours de Catherine de Médicis, du sultan (qui le reçut à Constantinople avec de grandes marques de distinction) [1], du duc de Parme, du roi de Navarre. Mais quoique son air grave et imposant, sa parole énergique, son intelligence pénétrante, son patriotisme ardent inspirent à tous une admiration profonde, aux chrétiens comme aux infidèles, partout on le berce de vaines espérances, de promesses illusoires.

Sampiero se résout alors de tenter avec ses propres forces la délivrance de son pays. La lutte devient terrible, implacable. Gênes a recours à toutes les cruautés. L'extermination du peuple corse devient son idéal. Son général, Étienne Doria, propose de passer au fil de l'épée tous les Corses insoumis, comme seul moyen d'affermir l'autorité de la république. Il dévaste et incendie la moitié de l'île.

Dans cette longue lutte, Gênes usa ses principaux généraux, sa flotte unie à la flotte espagnole, une armée renforcée par les secours de l'Espagne et de l'Autriche. Elle, qui avait triomphé de Pise et de Venise, ne pouvait venir à bout d'un petit peuple abandonné de tout le monde, sans appui ni secours, qui marchait au combat en haillons, pieds nus, mal nourri, médiocrement armé, plein de confiance dans la sainteté de sa cause et le génie de Sampiero.

[1] C'est à son retour d'Orient qu'eut lieu le drame terrible qui se termina par la mort de Vannina d'Ornano, son épouse. « Après ce trait de barbarie ou d'héroïsme, Sampiero promena sa fière et sauvage énergie devant les mignons efféminés du Valois. »

Je ne suivrai pas tous les détails de cette guerre. Qu'il me suffise de dire que les victoires de Vescovato et de Caccia portèrent au plus haut point l'ardeur nationale des Corses qui proclamèrent Sampiero *père et libérateur de la patrie.*

Se sentant incapable de vaincre, Gênes eut alors recours à l'assassinat pour se débarrasser de Sampiero. Elle gagna à ses projets le propre écuyer de ce dernier, Vittolo, qui attira son maître dans une embuscade près de Cauro et le tua traîtreusement (1567).

Pendant que les assassins allaient demander au gouverneur Fornari le prix de la trahison, en lui présentant la tête sanglante de leur victime, des feux de joie, le bruit du canon annoncèrent à l'île entière, muette de douleur et d'effroi, la mort de son héros, de son champion, qui réunissait au même degré, dans sa personne, l'amour de la patrie et la haine de ses oppresseurs...

Sampiero a été un des hommes les plus extraordinaires de son siècle. Il a été l'ami de la France et la terreur de Gênes. Il fut grand dans les armes et dans le conseil. Sans aïeux, il s'éleva par lui seul, par les qualités extraordinaires de son âme, et ne dut rien à la fortune. Il fut plus qu'un simple individu, comme le dit Pompeï, il fut le caractère d'une nation personnifiée. Il a montré, par son exemple, ce que peut un homme de cœur qui reste implacablement fidèle à une noble passion.

PAOLI

Depuis la mort de Sampiero, la Corse a toujours été frémissante contre la suprematie de Gênes; elle a été véritablement l'île insoumise dont parlent certains auteurs. De nombreuses révoltes ont eu lieu, et dans chacune les actes d'héroïsme se sont multipliés. Celle de 1731 a été justement appelée l'*Iliade de Corse*. A côté des mâles figures de Ceccaldi, de Giafferi, d'Aïtelli, on y voit figurer les nobles caractères d'Hyacinthe Paoli et de Gaffori. Tous rivalisèrent de zèle, d'abnégation et de dévouement pour le service de la patrie. Dans la seconde moitié du XVIIIe siècle, un homme devait personnifier les revendications de la Corse; cet homme était Pascal Paoli.

« Pascal Paoli était le fils d'Hyacinthe. A l'âge de
» quatorze ans, il avait accompagné son père à Naples,
» dans l'exil. Les remarquables facultés de l'enfant
» faisaient déjà pressentir un homme qui rendrait un
» jour de grands services à sa patrie. Son père, très
» instruit lui-même, l'éleva avec soin et lui fit suivre
» les leçons des maîtres les plus célèbres de la ville de
» Naples. Naples était alors et resta, pendant tout le
» XVIIIe siècle, le centre de cette grande école philoso-
» phique italienne dont les études embrassaient l'éco-
» nomie politique, l'éducation et l'histoire, et qui
» comptait des philosophes tels que Vico, Giannone,
» Filangieri, Galiani et Genovesi. Le jeune Corse se
» forma surtout à l'école de Genovesi, le grand éco-
» nomiste italien, qui rendit souvent témoignage du
» génie de son élève. Paoli est l'un des plus grands
» philosophes humanitaires qui aient cherché à mettre
» en pratique les théories de cette école, à les appli-
» quer à la constitution d'un État (¹). »

Pascal Paoli était officier au service de Naples, lorsque ses compatriotes l'appelèrent pour diriger le gouvernement de leur île. Il s'était fait une grande

---

(¹) Ferdinand Gregorovius. *Histoire des Corses*, traduite par Lucciana.

renommée de bravoure dans la guerre de Calabre, et ses manières distinguées, son esprit cultivé lui avaient en outre gagné tous les cœurs. Son frère Clément lui écrivit, un jour, pour l'engager à revenir, ses compatriotes désirant le mettre à leur tête comme *général de la nation*. Pascal était profondément agité par cette nouvelle et hésitait : « Va, mon fils, lui dit le vieux Hyacinthe, sois le libérateur de ton pays. »

A son arrivée en Corse (29 avril 1755), Pascal Paoli eut à soutenir des luttes aussi obstinées contre un certain nombre de ses compatriotes que contre l'étranger ; mais il ne tarda pas à dompter ceux de ces derniers qui ne voulaient pas reconnaître son autorité et à diriger vers la guerre nationale la farouche énergie que les Corses ont l'habitude de dépenser dans leurs guerres de famille. Il commença par corriger une infinité d'abus, qui s'étaient glissés d'eux-mêmes dans les derniers troubles et par remettre les lois en vigueur. Les Corses, depuis longtemps, s'étaient arrogé le droit de la vengeance privée, et ils en usaient pour s'assassiner les uns les autres à la plus légère occasion. Il travailla avec succès à abolir ce préjugé qui, d'après les auteurs de l'époque, occasionnait plus de huit cents meurtres par an. Il exposa avec tant de force et de vérité à l'Assemblée de la nation combien ces mœurs étaient ruineuses pour la patrie, dans un temps où cette dernière avait besoin de toutes ses forces réunies pour le salut commun, qu'il parvint à persuader au peuple que le pouvoir d'infliger des peines ne pouvait et ne devait appartenir qu'au supérieur commun. En conséquence, il fit passer une loi qui condamnait à la peine capitale tout assassin, pour quelque raison et sous quelque prétexte que ce pût être. Ses sages institutions produisirent un si bon effet que, malgré les fréquentes pertes que fit la nation dans maintes occasions, la population augmenta en quelques années de seize mille hommes.

Pascal Paoli prit pour base de son gouvernement un principe fort simple : le peuple étant l'unique source du pouvoir et des lois, ceux-ci ne doivent avoir pour but que d'exprimer et de maintenir le bien du peuple. Imbu de cette autre idée que les ténèbres et le mystère favorisent l'arbitraire, il aspira à faire de son administration une maison de verre où chacun pût voir ce qui se passait à l'intérieur.

Pascal Paoli admit la constitution démocratique de la *Terre des communes* qui depuis plusieurs siècles avait eu la sympathie des Corses. Tout citoyen âgé de plus de vingt-cinq ans était électeur pour l'Assemblée générale *(Consulta)*. Les électeurs se réunissaient sous la présidence du *podestat* du lieu et juraient de n'élire que les plus dignes. Il y avait un représentant à l'Assemblée par mille habitants. L'Assemblée était l'unique dépositaire du pouvoir du peuple. Elle fixait les impôts, décidait de la paix et de la guerre et faisait les lois. De l'Assemblée générale émanait un Conseil d'État composé de neuf membres qui avait le pouvoir exécutif, convoquait l'Assemblée générale, dirigeait les affaires étrangères, ordonnait les travaux publics et veillait à la sûreté du pays. Ce Conseil d'État était présidé par le général de la nation, qui ne pouvait rien faire sans le consulter. Les deux pouvoirs, le président et le Conseil d'État, étaient responsables devant le peuple ou ses représentants et pouvaient être révoqués par décision populaire. Comme on le voit d'après ces quelques extraits de la constitution du gouvernement de Paoli, cette constitution était essentiellement démocratique. Le grand Washington n'avait pas encore

institué sa république américaine; la Révolution française, qui devait proclamer les droits de l'homme,
n'était encore qu'à l'état d'espérance dans l'esprit des
encyclopédistes et des philosophes; le principe de la
participation directe du peuple dans le gouvernement
du pays n'a pas encore triomphé dans les États les
plus démocratiques, et déjà, il y a près d'un siècle et
demi, la Corse avait un gouvernement qui s'appuyait
sur les lois de la justice et de l'humanité! C'est là un
trait d'histoire qui ne peut que susciter l'admiration
des esprits impartiaux.

Paoli, appréciant à sa juste valeur la science, suprême et noble couronnement de toute liberté, chercha
à la donner à son peuple. Le 3 janvier 1765, il ouvrit
à Corte l'université corse, dans laquelle on enseignait
la théologie, la philosophie, les mathématiques, le
droit et les humanités. Il envoya Buttafuoco, colonel
des armées corses, auprès de Jean-Jacques Rousseau,
qui était en Suisse, et l'invita à venir en Corse. L'admiration exprimée par Rousseau, dans une note du
Contrat social, pour la patriotique constance des
Corses, lui avait fait des disciples dévoués parmi les
chefs lettrés de ces barbares héroïques. Rousseau
avait prédit que la Corse était destinée à étonner le
monde : la prophétie se réalisa, mais autrement que
ne l'avait entendu le prophète.

Sous le gouvernement réparateur de Paoli, la lutte
contre Gênes n'avait pas discontinué. Les Corses rem-
portaient de nombreux succès et devenaient de plus
en plus forts; toute l'île, à l'exception de quelques
places fortes du littoral, avait secoué le joug de la
république. Les Corses n'attendaient plus, comme
autrefois, avec une anxiété fiévreuse, les secours de
l'étranger; ils avaient maintenant une armée nationale

prête à la défense, même à l'attaque et à la conquête. Déjà, leur pavillon flottait sur la Méditerranée et leur petite escadre, commandée par Perez, chevalier de Malte, commençait à se rendre redoutable aux Génois. Ils disaient que, par sa position, la Corse pouvait devenir une puissance maritime, comme l'étaient jadis les îles de la mer orientale; on les entendait même parler de la possibilité d'un débarquement sur les côtes de la Ligurie. La conquête de Capraja vint donner de la consistance à ces projets et rendre les craintes de la république sérieuses. Deux cents hommes de troupes régulières, accompagnés d'un corps de milice, s'embarquèrent au cap Corse (février 1765) et tombèrent à l'improviste sur la ville de Capraja, qui, après une héroïque résistance, dut capituler. La flotte génoise, que le Sénat avait aussitôt fait partir, vola au secours de la place; mais ses attaques furent repoussées. On expédia une nouvelle flotte composée de quarante vaisseaux. Les cinq cents Corses, commandés par Achille Murati, refoulèrent les Génois vers la mer. La colère et la honte que Gênes ressentit de ne pouvoir arracher Capraja à une poignée de Corses furent si grandes que tous les sénateurs fondirent en larmes. La république de Gênes se vit sérieusement menacée dans son commerce par une forteresse corse qui s'élevait presque à ses portes. Pendant ce temps, Pascal Paoli, le grand citoyen, le père de la patrie, était partout accueilli par les témoignages d'amour et les bénédictions de la foule qui se pressait sur son passage; les femmes et les vieillards soulevaient leurs enfants et leurs petits-fils dans leurs bras pour qu'ils pussent voir l'homme à qui le peuple corse devait le bonheur d'une sage administration et la gloire d'avoir chassé l'ennemi éternel.

Gênes, se sentant alors impuissante non seulement à reprendre les positions qu'elle avait perdues en Corse, mais à y conserver l'ombre de son autorité, eut recours à la France et prit le parti de vendre à cette dernière puissance ses prétendus droits sur l'île. Le 15 mai 1768, un traité, signé à Versailles, autorisa le gouvernement de Louis XV à exercer tous les droits de souveraineté sur les places fortes et ports de la Corse, comme nantissement de ses créances sur la république de Gênes. La cession était déguisée sous cette forme de nantissement afin de pallier l'agrandissement de la France aux yeux de sa rivale, l'Angleterre, et de sa jalouse alliée, l'Autriche. La France, par un article séparé, donnait à Gênes une indemnité de deux millions.

A vrai dire, les sympathies des Corses pour la France étaient grandes. Les populations de l'île avaient toujours aspiré à faire un jour partie de cette nation; mais elles n'entendaient pas, suivant l'expression de Paoli, être vendues comme des moutons qu'on envoie au marché. C'était là un sort indigne d'un peuple qui avait affronté toutes les souffrances, enfanté tous les héroïsmes pour arriver à la liberté. Le Conseil général et suprême d'État de la Corse répondit donc par une proclamation très digne et très touchante à l'acte de cession. Le 22 mai, Paoli convoqua à Corte l'Assemblée générale, qui décida à l'unanimité qu'il fallait procéder à la levée en masse pour se défendre jusqu'à la dernière limite.

La France envoya une armée de quinze mille hommes pour soumettre le peuple « le plus libre et le plus brave du monde » [1]. Le marquis de Chauvelin,

---

[1] Ferdinand Gregorovius, *Histoire des Corses.*

qui les commandait, commença ses opérations en
assiégeant Furiani. Cette place fut admirable d'héroïsme; sous le commandement de Carlo Salicetti et
de Ristori, deux cents Corses seulement soutinrent le
choc avec une vigueur sans exemple, et ne cessèrent
le feu que lorsque la ville fut réduite en cendres; après
quoi, la nuit venue, ces hardis défenseurs se frayèrent
un passage, les armes à la main, à travers les lignes
ennemies.

Un combat non moins sanglant eut lieu dans la
Casinca, près du pont du Golo; les Français commen-
çaient à battre en retraite pendant que Clemente
Paoli se couvrait de gloire avec Colle, un autre fier
patriote. L'histoire les proclame tous deux les plus
vaillants champions de la cause nationale dans la dernière guerre de l'indépendance.

La bataille de Borgo fut un véritable combat de
géants. De la part des Corses et de la part des Français, on fit preuve d'une égale valeur. Trois fois,
Chauvelin lança les colonnes françaises sur les troupes
nationales; trois fois, elles furent repoussées; enfin,
malgré leur infériorité numérique, les Corses finirent
par disperser ces bataillons réguliers et disciplinés
qui, depuis Louis XIV, passaient pour les plus aguer-
ris et les mieux organisés de l'Europe. On y voyait,
parmi les Corses, des femmes habillées en homme se
jeter, le sabre et le mousquet à la main, au milieu des
ennemis. Les Français se retirèrent après avoir eu un
grand nombre de morts et de blessés. La garnison
française de Borgo mit bas les armes et se constitua
prisonnière.

Après cette mémorable journée, le général de Vaux
prit la direction de l'expédition française, avec qua-
rante-cinq bataillons, quatre régiments de cavalerie et

une artillerie nombreuse. Malgré ses brillants succès, Paoli se vit hors d'état de se soutenir contre une attaque aussi formidable. Il convoqua le peuple dans la Casinca (15 avril 1769). L'Assemblée décréta la levée en masse et la guerre à outrance. Paoli concentra la plus grande partie de ses forces dans le Nebbio, et y attendit les colonnes ennemies qui s'avançaient, conduites par de Vaux, Marbœuf et Grand'Maison. Une attaque eut lieu le 3 mai; après une lutte épique de trois jours, Paoli fut refoulé et obligé de quitter Murato, sa base d'opérations. Il résolut alors de repasser le Golo, pour mettre cette rivière entre lui et l'ennemi. Les Français le suivirent. A Pontenuovo, pont jeté sur le Golo, s'engagea la dernière bataille qui devait être le dernier soupir de la liberté corse. Les nationaux font des prodiges et vendent chèrement leur vie, ainsi qu'ils en avaient fait le serment; mais, à la fin, épuisés de fatigue et accablés par le nombre, ils sont obligés de se disperser(1). Après cette malheureuse bataille, Corte, siège du gouvernement, dut capituler. Il n'eût pas été impossible de perpétuer une guerre de partisans dans les maquis et dans les montagnes; mais l'éternel fléau de la Corse, la division, renaissait avec les revers; Paoli, abandonné de la plupart des siens, et plus propre d'ailleurs à diriger un gouvernement régulier qu'à jouer le rôle de chef de guérillas, s'embarqua à Porto-Vecchio, sur un vaisseau anglais, avec l'élite de ses amis (13 juin 1769).

Pendant la Révolution française, un décret de

---

(1) Voltaire et Henri Martin rapportent qu'à Pontenuovo les Corses formèrent sur le pont un rempart avec leurs morts, derrière lequel ils se placèrent pour tirer leurs derniers coups le feu et protéger leur retraite devenue nécessaire. Les blessés allèrent spontanément se placer sur cette muraille de cadavres sitôt qu'ils se trouvèrent dans l'impossibilité de prendre part au combat.

l'Assemblée nationale rappela Pascal Paoli, qui fut reçu à Paris avec les marques les plus flatteuses de considération et de respect. Une députation fut envoyée de la Corse pour rejoindre l'illustre exilé. Paoli se rendit à Marseille et de là en Corse, où il était attendu avec la plus vive impatience. A son arrivée, il prit la direction des affaires de l'île, avec le titre de général en chef des gardes nationales de la Corse.

Lorsqu'en 1793, la Terreur remplissait les prisons de suspects et ensanglantait les places publiques où la guillotine tuait en permanence, Paoli n'eut qu'un but : faire échapper son pays à la tourmente du continent. Les vœux de tous les patriotes insulaires l'accompagnaient dans sa conduite et sa politique; en effet, les Corses, qui avaient toujours aimé la liberté, qui avaient combattu pour elle, qui lui avaient si souvent sacrifié leur vie sans hésitation, n'étaient pas des révolutionnaires. En outre, naturellement religieux, ils se refusaient à suivre dans ses excès un gouvernement qui marchait à l'impiété en poursuivant le renversement des autels. Parmi leurs députés à la Convention, un seul, Saliceti, osa voter la mort de Louis XVI.

Sur ces entrefaites, la Convention ordonna une expédition contre l'île de Sardaigne. L'amiral Truguet, qui commandait, avait sous ses ordres quatorze vaisseaux de ligne et environ huit mille hommes de débarquement. Deux bataillons de la garde nationale soldée de la Corse devaient s'y joindre. Les troupes étaient composées, en majeure partie, de volontaires provençaux dont l'éducation militaire s'était faite dans les clubs de Marseille et de Toulon. L'insuccès fut le résultat de cette campagne. Paoli fut accusé par Saliceti, le député terroriste, d'avoir contribué à l'échec de l'expédition de Sardaigne, et, le 2 avril 1793, un décret de la Convention ordonna sa proscription. La Convention, en décrétant Paoli d'accusation, le manda en même temps à sa barre, ce qui équivalait à une condamnation prononcée d'avance et à un arrêt de mort. Paoli protesta très dignement par une lettre envoyée à la Convention elle-même. Il fit appel à sa religion surprise. Mais Saliceti, avec les conventionnels Delcher et Lacombe-Saint-Michel, ne s'arrête pas dans sa campagne contre l'illustre général. Le 16 mai 1793, le Conseil général du département convoque toutes les communes de la Corse qui devaient se réunir à Corte le 27 « pour sauver le pays de l'anarchie et demander le rappel du décret du 2 avril ». Mille neuf députés des communes se présentent à la réunion; près de trois mille patriotes, venus de tous les points de l'île, les accompagnaient. L'assemblée, dans sa première séance, confirma à Paoli le titre de généralissime et de père de la patrie. Le compte rendu de cette première séance, qui porte les signatures de Grimaldi et de Muselli, déclare Saliceti responsable d'abus d'autorité et de malversations, et affirme que ce député a prononcé des discours outrageants contre l'honneur et la dignité du peuple corse, et qu'il aurait même menacé la Corse d'être abandonnée par la France et d'être cédée aux Génois, ses anciens tyrans. Ce même compte rendu dit aussi que Saliceti et les autres députés corses à la Convention nationale ont provoqué par des impostures atroces le décret contre le général Paoli, qu'ayant conspiré contre la liberté de leurs commettants, ils ont trahi leurs devoirs et perdu la confiance du peuple corse, et, par conséquent, le peuple corse révoque, autant qu'il est en lui, tous les pouvoirs dont ces députés ont été investis, et les dénonce à la Convention.

Cependant, l'assemblée générale persiste dans ses serments de fidélité à la République française : « Nous » déclarons, dit le gouvernement de l'île, que le peuple » du département de la Corse, fidèle à ses serments » et à ses promesses, persiste dans son union à la » République française, mais toujours libre et sans » souffrir oppression. »

La Convention répondit aux résolutions de l'assemblée corse par un décret du 17 juillet 1793, par lequel elle déclara Paoli traître à la République française et le mit hors la loi. C'était la guerre civile. Cette guerre civile commença avec toutes les atrocités qu'elle entraîne fatalement. Paoli, par les longs services qu'il a rendus à la patrie corse, exerce sur ses compatriotes un pouvoir magique. Le 12 septembre, le Conseil général du département convoque une nouvelle assemblée pour aviser au salut de la patrie en danger. Cette assemblée proteste contre le décret de proscription, dit que le peuple corse veut rester libre, et, en conséquence, elle déclare rompu tout lien qui unissait la Corse à la France, révoque tous les mandats électifs conférés à ceux qui représentaient le peuple corse auprès de la République française, déclare la Corse État monarchique, sous la réserve d'une constitution qui serait élaborée par une assemblée nationale, et en offre la souveraineté à George III, roi d'Angleterre, à la condition pour ce dernier d'accepter et de jurer de maintenir le pacte constitutionnel des libertés du pays.

Le 10 juin 1794, une nouvelle assemblée sanctionne la résolution qui déclarait l'indépendance de la Corse; le 19 du même mois, sir Gilbert Elliot accepta la nouvelle constitution qui devait régir l'île et prêta serment de la maintenir, en sa qualité de vice-roi et de représentant de George III. L'acte constitutionnel est signé en même temps par Paoli, Pozzo di Borgo et Muselli, comme membres du bureau de l'assemblée des députés, et tous les députés prêtent serment de fidélité. Cette constitution porte vraiment l'empreinte de l'esprit démocratique qui anime Paoli et tous les Corses de l'époque. Elle reconnaît la liberté des cultes, la liberté de la presse, la liberté individuelle, l'égalité de tous les citoyens devant la loi. Le roi devait gouverner d'accord avec la Chambre dés députés.

Toutefois, Paoli, malgré les marques de reconnaissance dont il est l'objet de la part de ses compatriotes, ne peut supporter avec indifférence de voir un étranger occuper à sa place la première magistrature de son pays. Circonvenu, aigri, il se retire à Rostino. George III l'invite alors à se rendre à Londres. Il s'embarque à Saint-Florent le 12 octobre 1795, et son départ affaiblit considérablement le gouvernement anglo-corse.

Cette fois, Paoli ne devait plus revoir la terre natale : les événements de la France et de l'Europe le fixèrent pour toujours à Londres, où il mourut fort vieux. Il ne fut pas indifférent devant la gloire de Napoléon : chacune des victoires de ce dernier lui donnait le transport. Cet enthousiasme ayant déplu au roi d'Angleterre, le vieux patriote répondit noblement : « Vos reproches sont justes, mais Napoléon est un des » miens : je l'ai vu croître, je lui ai prédit sa fortune. » Voulez-vous que je déshérite mon pays de la gloire » qu'il lui fait ? » A sa mort, les Anglais lui élevèrent un tombeau sous les voûtes de l'abbaye de Westminster, parmi les sépultures des rois, des héros, des penseurs de génie. Une inscription rappela qu'il fut le champion de la liberté, qu'il combattit toujours les tyrans. Belle récompense qui devança le jugement de l'histoire et était bien due au grand génie, à l'homme d'État que tous les grands législateurs ont cherché à imiter [1].

NAPOLÉON.

Avec Sampiero et avec Paoli, le peuple corse lutta héroïquement pour sa liberté, seul et abandonné de tout le monde; après la bataille de Pontenuovo, la Providence, comme pour se réconcilier avec cette nation infortunée, suscita de son sein un homme qui devait être la ruine de Gênes, le souverain de la France, le vengeur de sa patrie. Cet homme était Napoléon Bonaparte. Napoléon Bonaparte scella par son génie et par sa gloire l'union de la Corse à celle d'un peuple généreux comme elle, le plus digne de sa sympathie, le seul capable de lui assurer la prospérité et l'avenir.

Né à Ajaccio le 15 août 1769, juste à temps pour être Français, il ne cessa d'être et de se considérer Français. Paoli, le vaincu de Pontenuovo, a pu appeler de ses vœux les plus ardents et favoriser le gouvernement anglo-corse, alors que la France, dans un état complet de démence, d'anarchie et de déchirements, pouvait succomber sous les coups de l'Europe, coalisée contre elle, et en cela il n'était pas traître envers la grande nation, puisque les liens qui rattachaient la Corse à la France ne dataient que de quelques années et que, dans le cas où la France aurait succombé dans la conflagration générale, la domination génoise aurait pu reparaître en Corse et recourir aux plus noirs desseins pour s'y maintenir. Napoléon, au contraire, est né Français, il a reçu l'instruction des maître

[1] Aujourd'hui, les cendres de Pascal Paoli reposent à Morosaglia, son lieu de naissance

français avec la même avidité qu'un enfant suce le lait
de sa mère; aussi a-t-il voulu rester Français et a-t-il
gardé un attachement filial pour la mère-patrie, alors
que la Corse se séparait de la France. Son premier
soin a été de la faire conquérir par le général Gentili
et de rattacher la Corse à la France sitôt que les cir-
constances lui ont été favorables.

Napoléon Bonaparte, né en Corse au moment où
l'île généreuse frémissait encore sous le coup de la
conquête étrangère, ne voyait autour de lui que des
hommes habitués à être libres. Tout parlait à son
imagination, à son esprit, à son cœur des luttes pour
l'indépendance, des héros qui y avaient sacrifié leur
vie. Groupés volontairement autour de quelques
familles plus anciennes, plus riches, plus estimées par
leur bravoure ou leur patriotisme, les Corses formaient
une véritable démocratie où les meilleurs étaient les
chefs. Lorsque Napoléon passa par les écoles françaises à l'âge où l'on commence à sentir, c'est-à-dire
à souffrir, « il se trouva brusquement transporté dans
» un milieu étranger. Il eut à apprendre en même
» temps qu'un parler inconnu un monde nouveau.
» Malgré ses sympathies pour la France, il trouva
» d'abord ce monde étrange. Sans cesse, sa pensée
» s'envolait vers les montagnes où l'on était libre, vers
» cette grotte où était la *mère*, celle qui fut toute sa
» vie l'affection la plus profonde de son cœur (¹). » En
un mot, à travers les écoles où il passa, Napoléon resta
Corse par tempérament et par inclination d'esprit. Tel
Napoléon fut enfant, tel il fut lorsque, plus tard, général, consul, empereur, arrivé au faîte des grandeurs
humaines, il promenait la *Grande Armée* à travers les

______

(¹) *Napoléon et ses détracteurs*, par le prince Napoléon.

capitales de l'Europe et répandait à coups de canon les principes de la Révolution française. Ses lois, ses victoires trouvaient un aide puissant dans sa nature valeureuse, son intelligence vive de Corse grandie par le génie. Lorsqu'il faisait plébisciter son avènement ; lorsque, dans son Code immortel, il proclamait l'égalité de tous les citoyens devant la loi, il n'était pas seulement héritier de la Révolution française, il mettait aussi en pratique dans une société nouvelle des bases de gouvernement qui avaient régi la Corse depuis longtemps et qui avaient excité l'admiration de son esprit. Lorsque cet insulaire distribuait des royaumes aux membres de sa famille, comme d'autres auraient distribué de simples châteaux ; lorsque, à Erfurth, devant un parterre de rois, il voyait l'empereur Alexandre s'incliner profondément devant lui, à la voix de Talma s'écriant :

L'amitié d'un grand homme est un bienfait des dieux ;

alors la Corse, dans un moment de gloire plus grande que celle de la Grèce et de Rome, alors, dis-je, par l'intermédiaire de son illustre enfant, la Corse marchait à la tête du monde.

Mais, après les jours de gloire incomparable sonna l'heure sombre de la défaite ; après Marengo, Iéna, Austerlitz, arrivèrent Waterloo, la chute de Napoléon et l'invasion. L'ennemi se jeta avec rapacité sur le territoire de la France ; l'Angleterre et la Prusse demandèrent avec instance le démembrement de la grande vaincue. Au traité de 1815, ces deux puissances, la dernière surtout, voulaient enlever à la France une partie de l'Isère, de l'Ain, du Jura, du Doubs, tout le Haut-Rhin, tout le Bas-Rhin, une partie de la Moselle, de la Meuse, des Ardennes, tout le

département du Nord, à l'exception de Cambrai et de
Douai : c'était un véritable égorgement. A ce moment
suprême, un enfant de la Corse intervint pour sauver
la France. Ce Corse était Pozzo di Borgo. Les histo-
riens ont diversement apprécié la personnalité de
Pozzo di Borgo. Nous refusant d'entrer dans les dis-
cussions des partis politiques, nous ne voulons retenir
qu'un seul fait de sa vie : ambassadeur de l'empereur
de Russie et conseiller intime de ce souverain, il usa
de son influence auprès de lui pour lui adresser une
lettre énergique dans laquelle il plaida la cause de la
France : « Si la France consent à un pareil arrange-
» ment, disait Pozzo di Borgo, elle est effacée de la
» carte de l'Europe. A la vérité, le traité est rédigé
» dans ce sens. Quoi qu'on dise, il acquiert, il occupe,
» il désarme, il impose des conditions impossibles à
» exécuter, et attend le prétexte de l'inexécution pour
» opérer de nouveaux empiétements. C'est un chef-
» d'œuvre de destruction; au lieu d'y voir de la fureur,
» je n'y vois que du calcul qui va à ses fins d'une ma-
» nière infaillible (1). » Ce n'était pas assez. Pozzo di
Borgo s'entremit aussi pour concerter entre le roi de
France et le tzar une lettre que Louis XVIII adresse-
rait à l'empereur Alexandre, et dont celui-ci s'autori-
serait auprès de ses alliés pour refuser son consente-
ment à la mutilation du territoire français. Cette lettre,
rédigée par Pozzo di Borgo et acceptée par Louis XVIII,
contenait le passage suivant : « Si la France, disait
» Louis XVIII, n'avait plus à espérer la révocation de
» l'arrêt qui a pour but de la dégrader; si Votre Majesté
» demeurait inflexible et qu'elle ne voulût point em-
» ployer auprès de ses augustes alliés l'ascendant que

(1) *Corse, France et Russie : Pozzo di Borgo*, par le vicomte Maggiolo,
1890.

« lui donnent ses vertus, l'amitié et une gloire com-
» mune, alors, je n'hésite pas à vous l'avouer, sire, je
» refuserais d'être l'instrument de la perte de mon
» peuple, et je descendrais du trône plutôt que de
» consentir à ternir son antique splendeur par un
» abaissement sans exemple (¹). » C'est après que cette
note fut communiquée aux alliés et soutenue par la
Russie qu'on négocia sur les bases de l'occupation
temporaire. La France était sauvée.

J'ai fini avec cette courte revue historique sur la
Corse, revue historique de laquelle je me permets de
tirer la conclusion suivante : La Corse a donné le jour
à plusieurs hommes célèbres ; de ceux que je viens de
passer en revue, Sampiero, Paoli, Pozzo di Borgo sont
des étoiles de première grandeur qui ont laissé une
trace lumineuse dans l'histoire ; Napoléon a été le
soleil qui a embrasé le monde. Sampiero a été le
Bayard de la Corse ; Paoli en a été le Solon, le Pitha-
gore ; Napoléon a été une gigantesque et sublime figure
que tous, panégyristes et détracteurs, ont trouvée
grandiose ; Pozzo di Borgo a été comme un épisode
de ce dernier ; tous ont concouru à faire de la Corse
l'île vraiment digne de la prophétie de Rousseau : « La
Corse étonnera le monde (²). »

(¹) *Corse, France et Russie : Pozzo di Borgo*, par le vicomte Maggiolo,
1890.

(²) A cette galerie de grands hommes de la Corse, j'aurais pu en
ajouter d'autres qui n'ont pas été sans influence sur le sort de l'Europe ;
mais c'eût été sortir du cadre de mon travail. Toutefois, je ne finirai
pas sans mentionner l'étude de M. l'abbé Perretti, dans laquelle cet
auteur fait tous ses efforts pour accréditer la naissance corse de
Christophe Colomb. Je loue hautement le patriotisme qui a guidé
l'honorable ecclésiastique, mais je désapprouve avec la même énergie
les hommes politiques qui, dans un simple but électoral, flattent
l'amour-propre populaire et s'apprêtent à élever dans la ville de Calvi
une statue au grand navigateur en se basant seulement sur les preuves
fournies par M. Perretti, lesquelles ont paru jusqu'ici insuffisantes aux
yeux de beaucoup de Corses éclairés et patriotes.

II

Climatologie de la Corse.

Sol de la Corse. — Ses eaux. — Sa température. — Sa flore. — Son anémologie. — L'état du ciel, pluviométrie, neige. — Pathologie de la Corse. — Résumé du chapitre.

Le climat d'un pays, c'est sa formule météorologique envisagée au point de vue de son utilité pour la santé de l'homme et de tous les êtres organisés. Comme Hippocrate l'a dit depuis longtemps et comme d'autres savants illustres l'ont admis après lui, trois éléments primordiaux entrent dans la constitution de cette formule; ces éléments sont : τόπων, ὑδρων, ἀέρων; le sol dans les différences de sa constitution, les eaux dans les conditions de leur nature diverse; l'air dans les modifications incessantes qu'il subit. Pour étudier donc les conditions physiques qui impriment leur cachet au climat de la Corse, je passerai successivement en revue : le sol de ce pays; ses eaux; sa température; sa flore; son anémologie; l'état du ciel, pluviométrie, neige; la pathologie de la Corse. Je terminerai le tout par un court résumé du chapitre.

Sol de la Corse.

Vue de loin, en pleine mer, l'île de Corse (Κύρνος, *Corsica*) parait un point dans l'espace entouré d'îles moins grandes, la Gorgona, Capraja, Elbe, Monte-Christo et Giglio; on dirait une énorme pyramide située au centre de la Méditerranée, presque à égale distance de la France, de l'Italie et de l'Espagne.

Constituée par deux systèmes de soulèvement, l'un
dirigé du N. au S., l'autre de l'E.-N.-E. à l'O.-S.-O.,
la Corse a du nord au sud, dans sa plus grande lon-
gueur. du cap Corse à Bonifacio, 202 kilomètres et,
dans sa plus grande largeur, 97 kilomètres. De forme
oblongue, elle ressemble beaucoup à une guitare dont
le cap Corse. qui a dix lieues, ferait le manche.

Des deux systèmes de soulèvement, le plus oriental,
le plus accusé au nord, forme une succession de collines et de dépressions. Le second, plus occidental, est
constitué par des masses énormes dont les points culminants atteignent une altitude de 2,763 mètres au
Monte-Rotondo, de 2,652 au Mont-d'Oro. Il forme la
ligne de faîte de la partie centrale de l'île, la divise en
deux régions : l'une orientale, l'autre occidentale, et
sert de partage aux eaux. Les cours d'eaux qui suivent
le versant oriental sont le Golo, le Tavignano, le Fiumorbo ; ceux qui suivent le versant occidental : le
Porto, le Liamone, le Gravona, le Prunelli, le Talavo
et le Valinco. Les premiers, qui sont les plus considérables, reçoivent les eaux de plusieurs vallées fortement encaissées, et après avoir coulé dans la direction
de l'O.-S.-O. à l'E.-N.-E., vont déverser une partie de
leurs eaux dans des plaines qu'elles transforment en
marais. Les cours d'eau du versant occidental, moins
considérables, enfermés dans des vallées simples, ont
un cours plus direct dans la direction E.-N.-E. à
l'O.-S.-O. Les côtes de la Corse sont fortement dentelées
et creusées de golfes profonds dans la partie occidentale. A l'orient, au contraire, les contreforts courent
parallèlement à la mer; la côte est basse, la mer peu
profonde. Tout le pays est montagneux. A l'ouest prédominent des hauteurs abruptes, un sol rocheux,
aride, des vallées profondes. La partie orientale est

constituée par des collines arrondies, des vallées
ouvertes, des plaines étroites. Les sommets les plus
élevés sont couronnés de forêts séculaires. Les revers
des montagnes sont couverts de magnifiques châtai-
gniers, au milieu desquels se cachent des villages. Les
plaines sont abandonnées ou recouvertes de richesses
comme le sont celles de la Balagne. Sur une super-
ficie de 874,745 hectares, les terres labourables en
comprennent 371,044; les landes, 347,516; les prés,
449; les forêts, 45,761; les bois, 79,067.

Considéré au point de vue géologique (1), le sol de

(1) Barral, officier d'artillerie, dans un travail sur l'histoire naturelle
de la Corse, a dressé un catalogue lithologique de l'île, d'autant plus
intéressant qu'il était basé sur une collection dont chaque échantillon
avait été détaché de la roche productrice. J'emprunte au beau livre de
mon excellent confrère M. le Dr de Pietra-Santa, *La Corse et la station
d'Ajaccio*, un passage de l'étude de Barral.

M. Barral divise le système général des montagnes de l'île en deux
ordres :

Le premier comprend la grande chaîne composée généralement de
granits au milieu desquels serpentent des courants de basalte et de
lave dont l'épaisseur varie de deux à douze pieds.

Le deuxième contient les pierres calcaires, schistes, granits de
deuxième formation, serpentines, variolites, stéatites, pierres ollaires,
asbestes, amiantes, concrétions ou tufs poudingues.

Basaltes (matières volcaniques les plus homogènes), 6 espèces (laves, serpentins, jades, porphyres, etc.)	80	variétés.
Granits (gran.telli à grands cristaux), 2 espèces	47	—
Jaspes, 3 espèces	44	—
Agates (troubles et terreuses), 2 espèces	3	—
Granits de deuxième formation, 3 espèces	43	—
Stéatites (petites cristallisations isolées et feuilletées comme le mica); pierres ollaires, 4 espèces	27	—
Marbres (blanc-bardiglio-cipolin), 3 espèces	45	
Albâtre et stalactites, 2 espèces	3	—

Je me fais un plaisir d'ajouter au catalogue de Barral l'énumération
des minerais de la Corse faite par Gueymard, ingénieur des mines,
avec l'indication du lieu de provenance.

Fer oxydé compact, pesant, noir ou bleuâtre. — La Sposata, près de
Calvi.

la Corse peut être regardé comme un démembrement du continent européen. Il représente la succession des terrains qui composent la masse de l'Estérel : sa partie orientale reproduisant la constitution géologique de la côte de la Ligurie, tandis que sa partie occidentale correspond à celle des côtes maritimes du département du Var. Le fond du sol appartient à une masse granitique, recouverte de formations sédimentaires et d'alluvions anciennes, de schistes, de calcaires et de lignites.

Dans les parties élevées de la région occidentale, vers le sud de l'île, on trouve en prédominance du granit. Le granit suit la direction E.-N.-E. à l'O.-S.-O. Tantôt à l'état de décomposition, réduit à l'état de pierres arrondies, de sable, il forme le sol de la forêt de Bocognano ; tantôt, comme aux environs d'Ajaccio, il est en masses traversées par des filons de feldspath. Dans la vallée de Vico et de Guagno, il est mélangé au porphyre ; aux environs d'Evisa, à des diorites. L'un des plus beaux granits de la Corse est celui d'Algajola.

Fer oxydé. — Sources de Tavolaggio, S.-S.-O. de Galeria ; Ota, golfe de Sagone.
Fer oxydulé octaèdre et fer oligiste écailleux. — Saint-Nicolas et Brando, près de Bastia ; Venzolasca, près l'église du village.
Minerai de fer en roche. — Bords de la Restonica (Corte).
Fer arsénical. — Près de Vezzani et vigne de Candia (Ajaccio).
Fer sulfuré. — Au-dessus de Borgo, près de Bastia.
Plomb sulfuré et fer oxydulé magnétique. — Près de Farinole.
Cuivre pyriteux. — Venzolasca et Castifao.
Minerai d'argent. — A Argentella, près Calenzana (minière où l'on a trouvé les traces de fouilles antérieures).
Minerai d'antimoine sulfuré. — A Ersa (cap Corse).
Minerai de plomb. — Petit vallon de Barbaggio (18 kilomètres de Saint-Florent).
Minerai de plomb argentifère. — Calenzana et Moncale (arrondissement de Calvi).
Indices de mercure. — A Ajaccio (jardin Mouron).
Mines de charbon minéral (lignite). — A Evisa et Otta (arrondissement d'Ajaccio) ; à Calenzia et Lozzi (arrondissement de Corte).

qui forme le soubassement de la colonne Vendôme.
De la sorte,

> Ce bronze, devant qui tout n'est que poudre et sable,
> Sublime monument, deux fois impérissable,
> Fait de gloire et d'airain,

ce bronze se trouve, pour ainsi dire, être l'œuvre de
« la Corse qui a produit, comme dit Valery, à la fois
» le génie qui soutient le bronze de la colonne et le
» génie non moins impérissable qui plane au sommet ».

Dans la partie orientale de la Corse, le granit est
recouvert par des terrains de sédiment que M. Pareto
a attribués à la formation crétacée et dont il explique
l'aspect cristallin par des phénomènes de métamor-
phisme. Au contact du granit, cette formation est
traversée par des veines de serpentine, d'euphotide
avec diallage métalloïde et, plus souvent, avec smarag-
dite, ce qui constitue le vert de Corse. Tous ces filons
sont orientés N.-S.

Les terrains crétacés occupent, dans la partie orientale, une zone qui commence au cap Corse et s'étend,
au sud jusqu'à Favone, à l'ouest jusqu'à Corte, où ils
viennent s'appuyer sur la grande formation granitique
de l'ouest, au milieu de laquelle ils ne pénètrent pas,
ce qui prouve, selon M. Pareto, que les vallées profondes de la formation granitique de l'ouest ont été
formées à une époque postérieure. Les couches crétacées, qui recouvrent plus d'un tiers de la surface de
l'île, se présentent sous l'aspect de couches très variées
au milieu desquelles prédominent des schistes talqueux verts, plus ou moins cristallins, et des schistes
argileux talqueux gris onctueux, traversés par des pro-
ductions ignées. Ces dispositions, qui ont fait désigner
cette formation sous le nom de *schistes talqueux*, sont
principalement apparents à Belgodère, où les schistes

reposent sur le granit: entre Saint-Florent et Bastia,
où la direction N.-S. est accusée; enfin, au confluent
du Tavignano et de la Rustonica, près de Corte, où la
formation schisteuse est adossée au massif granitique
de l'ouest.

MM. Pareto et Raynaud ont signalé, aux environs
de Bonifacio, l'existence de couches tertiaires identiques à celles qui se trouvent sur la côte septentrionale
de la Sardaigne et également caractérisée par l'*Oper-
culina complanata* et un *Echinus.*

Les roches schisto-talqueuses entraînées par les
torrents forment les dépôts de cailloux roulés qui
s'étendent au pied du versant oriental des montagnes
de la Corse, recouvrent les plaines de Bastia, à l'embouchure du Fiumalto, et se prolongent au sud jusqu'au
rivage de Travo et de Solenzara. Cette vaste accumu-
lation de débris existe dans la vallée du Golo, au fond
du golfe d'Ajaccio, et forme enfin le cordon littoral
qui, en donnant aux cours d'eau du versant oriental
une direction N. ou S., a transformé en marais
funestes la plaine de Mariana, où Marius avait fondé
la ville de même nom, et celle d'Aleria, où les Phéni-
ciens, les Phocéens et les Romains eurent leurs établissements.

A la fin de ce court paragraphe consacré à l'étude
géologique et minéralogique de la Corse, je me plais à
rapporter les réflexions que ce même sujet a inspirées
à quelques auteurs. Après avoir décrit la minéralogie
de la Corse, Valery a dit : « Toute cette lave devait
» nécessairement renfermer des carrières précieuses
» de granit et de marbre; nul pays n'en offre une plus
» riche variété. » Pompeï écrit aussi : « Des blocs énor-
» mes de granit, la serpentine, l'azur, le vert antique,
» le jaspe, la pierre orbiculaire, se rencontrent à

» chaque pas. Les musées de France et d'Italie, la cha-
» pelle des Médicis, à Florence, renferment des échan-
» tillons qui portent témoignage de nos richesses en
» ce genre. » De Pietra-Santa dit que les porphyres
globuleux de Girolata et de Galeria sont connus du
monde entier. Tous les touristes sont d'un accord una-
nime pour dire que les vallées de l'île produisent les
plus beaux marbres, pouvant, grâce à leur variété,
servir à de grandioses édifices. On trouve le marbre
blanc (marbre statuaire) à Rostino, Serraggio, Ortipo-
rio et Borgo di Cavignano. Le marbre gris bleuâtre est
exploité sur les rives de la Restonica, près de Corte.
Le marbre vert a été découvert sur les bords du
Bivinco, non loin de Bastia. Enfin, je ne veux pas clore
ma nomenclature sans mentionner la grotte de Brando,
située dans le village d'Erbalunga, qui ressemble à
l'habitation mystérieuse d'une fée et à un riche palais
des *Mille et une Nuits*, par ses colonnettes, ses aiguilles
et ses draperies d'albâtre étincelantes de pierreries.
Sa description complète appartient aux touristes et
aux poètes.

Eaux de la Corse.

Dans cette partie de mon mémoire, je passerai successivement en revue les lacs, les cours d'eau, les
étangs et les marais, les eaux minérales.

a. Lacs. — La région montagneuse de l'île contient,
comme enfermés dans des coupes de granit et de porphyre, des lacs d'eau douce, le plus souvent inaccessibles et qui donnent naturellement origine aux cours
d'eaux ou torrents dont j'ai parlé précédemment.
Les plus célèbres de ces lacs sont ceux qu'on nomme

Creno et *Ino*. Le premier, a dit l'historien Giacobb, a un aspect sombre, imposant, mystérieux. Un bruit sourd retentit autour du réservoir : c'est l'effet du choc des eaux qui y pénètrent à travers les rochers. La profondeur du Creno, sur lequel les habitants ont des légendes superstitieuses, mais poétiques, n'a jamais pu, dit-on, être mesurée et paraît vraiment prodigieuse.

À peu de distance, au nord-ouest du Creno, se trouve l'Ino. Ce lac, dont l'emplacement ressemble à un entonnoir renversé et où l'on n'arrive qu'en gravissant des rochers arides, est profond, peuplé de truites avec de brillantes cascatelles.

b. Cours d'eaux. — Je les ai nommés plus haut; j'en donnerai maintenant une courte description. Les plus considérables de ces cours d'eau sont : à l'est, le Golo, le Tavignano et le Fiumorbo; à l'ouest, le Liamone. Ces cours d'eaux doivent être considérés plutôt comme des torrents que comme des fleuves proprement dits. Ils roulent leurs eaux dans des vallées tellement encaissées qu'il est excessivement difficile de les utiliser pour l'irrigation du pays et pour l'agriculture.

Le Golo est le plus grand torrent de l'île; dans l'extrême sécheresse, il peut fournir 111 mètres cubes d'eau par minute; il prend sa source dans les flancs abruptes du mont Tafonato et Vagliorba; après un parcours de 84 kilomètres, il se jette dans la mer Tyrrhénienne.

Le Tavignano sort du lac Nino; son cours est de 80 kilomètres; il se jette à la mer près d'Aleria, y versant environ 80,000 mètres cubes d'eau par minute. Il a pour torrents tributaires : le Restonica, le Vecchio, le Tagnone.

Le Fiumorbo est très sinueux sur un parcours de
43 kilomètres.

Le Liamone est presque un fleuve, en égard à la
grande quantité d'eau qu'il porte à la mer. Il descend
du mont Retto, non loin du Tavignano. Après un cours
tortueux, rapide et fort accidenté de trente-six kilomètres, grossi par le Cruzzini et le Grosso, il verse dans
le golfe de Sagone ses eaux devenues lentes et marécageuses.

Je m'arrête dans cette nomenclature des cours
d'eaux de la Corse, mon travail n'étant pas une étude
de géographie. J'aurai ultérieurement occasion de
parler des cours d'eau qui sont non loin d'Ajaccio.

c. Étangs et marais. — Les principaux étangs sont
situés dans les plaines orientales, à l'embouchure des
torrents les plus considérables.

L'étang de Biguglia (trois lieues de long, une demi-
lieue de large, surface de 3,000 hectares), ancien port
des Pisans, à l'embouchure du Bevinco, peuplé d'excellentes et énormes anguilles.

L'étang de Diana, ancien port d'Aleria, huîtres délicieuses.

L'étang d'Urbino, entre les bouches du Tavignano
et du Fiumorbo.

Sur la côte occidentale, on rencontre l'étang de
Taravo, rive droite du torrent de ce nom; les marais
de Calvi et de Saint-Florent, aux embouchures de la
Ficarella et de l'Aliso.

Les eaux stagnantes de ces lacs et de ces marais
deviennent, pendant les mois de juillet, août et septembre, une cause de mauvais air ou malaria qui sera
l'objet de quelques réflexions ultérieures.

Avant d'aborder la question des eaux minérales, je

crois utile de dire que, sur les flancs des montagnes
de la Corse, on trouve des eaux potables délicieuses
qui, pendant la durée de l'été, deviennent souvent le
rendez-vous de la meilleure société du pays. Très
fraîches, chatouillant agréablement le palais, très diurétiques, ces eaux peuvent être utilisées pour de nombreuses affections des voies digestives et des voies
urinaires. Elles ne sont pas classées dans le monde
savant, mais elles le sont dans l'esprit des habitants
du pays qui savent admirablement choisir la source et
la localité lorsque, fuyant les chaleurs caniculaires des
villes, ils gagnent le centre de l'île et les régions
élevées où la température est plus agréable. Il me
serait permis de citer plusieurs noms de sources
ainsi suivies. Je me contenterai de nommer les sources
qui sont au col de Vizzavona, celles de Saint-Pierre-de-
Venaco, celles de Bastelica, celles d'Ocana. Quoique
ces sources soient situées sur les flancs de montagnes
très élevées, elles n'ont jamais les inconvénients inhé-
rents à d'autres sources d'eaux potables situées aussi
dans des régions montagneuses, comme les sources
des Pyrénées et du Puy-de-Dôme.

EAUX MINÉRALES DE LA CORSE.

« En réfléchissant à l'origine des montagnes de la
» Corse, à leur nature volcanique, aux richesses miné-
» rales qu'elles renferment dans leurs flancs, on est
» naturellement amené à penser qu'elles donneront
» naissance à des sources thermales minéralisées prin-
» cipalement par l'élément sulfureux.

« C'est, en effet, dans la classe des eaux sulfureuses
» que viennent se ranger les sources déjà célèbres de
» Guagno, de Fiumorbo, de Purzichello, de Guitera.

» Le cadre de notre travail ne nous permet pas de
» traiter *in extenso* cet important sujet; il est digne de
» l'intelligence d'un jeune travailleur, car les données
» chimiques et les observations cliniques soigneuse-
» ment colligées font presque toujours défaut: on sait
» seulement, par expérience, que les variétés de
» composition des eaux et la constance de leurs effets
» thérapeutiques suffisent à toutes les indications
» médicales.

» Ce fait seul permet de rappeler aux pays qui en
» sont dotés que, dans les Pyrénées, les Vosges, le
» Morvan, chaque source est un élément de fortune pu-
» blique. L'exemple des succès obtenus devrait encou-
» rager les administrations municipales; elles seules
» pourraient anéantir la lutte des intérêts locaux, faire
» disparaître la négligence de tous, provoquer une
» entente, une coalition, pour arriver à l'exploitation
» régulière, intelligente, de sources minérales d'une
» richesse, d'une efficacité reconnues de tout temps.

» Il serait utile, sage, disait Blanqui, d'exploiter ces
» sources d'eaux minérales; il serait indispensable
» d'élever des établissements, des maisons, sur les
» emplacements où l'on aperçoit des piscines préser-
» vées du soleil par quelques branches de sapin, se
» répandant sur le sol qu'elles devraient enrichir, pour
» le neutraliser et le rendre infécond par la quantité
» des précipités insolubles qui s'y répandent.

» Les conseils bienveillants de l'illustre académicien
» ont été pris en sérieuse considération; on a fait
» quelque chose, mais il reste beaucoup à faire pour
» réaliser le bien-être et la prospérité réservés à ces
» populations (1).

(1) Dr Prosper de Pietra-Santa. *La Corse et sa station d'Ajaccio.*

— 40 —

Après ces quelques considérations générales, je passe à une exposition sommaire des principales sources minérales de la Corse. Je commencerai par les eaux du versant occidental et je finirai par celles du versant oriental. Dans le versant occidental, on trouve les eaux de Guagno, de Guitera, de Caldaniccia; dans le versant oriental existent Orezza, Puzzichello, Pietrapola.

a. Guagno. — Les eaux de Guagno sont à quinze lieues d'Ajaccio et à deux lieues de Vico. Vico est fort agréablement situé, et Guagno a un établissement militaire et un établissement civil; l'un et l'autre sont fréquentés pendant la saison.

Les eaux de Guagno sont sulfureuses; elles conviennent surtout aux affections de la peau, aux manifestations tertiaires de la syphilis, aux vieilles douleurs, aux rhumatismes, au traitement des raideurs articulaires résultant des blessures ou de vices scrofuleux. Leur température est très élevée : 51° C., et la source est assez abondante; on peut donner environ trois cents bains par jour. C. James a pu dire avec raison que Guagno est le Barèges de la Corse. Collin, Milliet, Franchi, Marcaggi, Costa, de Pietra-Santa, Poggiale ont étudié ces eaux; voici l'analyse donnée par ce dernier :

Température : Grande source, 50° à 52°; petite source, 37°.

Par litre
—

Acide carbonique......................	0ᵍ 033
Carbonate de soude....................	0 087
— de chaux..................	0 043
— de magnésie .... ,,	0 03?
Sulfate de sodium	0 10?
Sulfure de soude............ ...	0 11?
— de chaux...	0 143

	Par litre
Sulfate d'alumine............	0ᵍ 023
Azotate de potasse............	0 019
Chlorure de sodium............	0 242
Acide silicique............	0 048
Glairine............	0 072
Perte............	0 027

b. Guitera. — Autre source sulfureuse située à cinquante-trois kilomètres d'Ajaccio, sur la rive droite du Taravo.

Moins chaude (36° C.), moins forte en principes sulfureux, plus douce à la peau que celle de Guagno, elle est beaucoup plus abondante et laisse dégager une grande quantité de gaz. Elle donne environ 360,000 lit. par vingt-quatre heures.

« Ces eaux sont recherchées, salutaires et efficaces :
» malheureusement, les baigneurs n'y trouvent que
» l'installation primitive des tentes et des barraques.
» On les utilise principalement dans les rhumatismes,
» les engorgements articulaires, les contractures spas-
» modiques des muscles. En les faisant refroidir, on
» s'en sert pour les maladies cutanées et les affections
» chroniques de l'utérus. » (De Pietra-Santa.)

Voici l'analyse qui en a été faite par O. Henry et communiquée à Durand-Fardel par le Dᵉ Carlotti :

Température : Sept sources ayant de 45° à 55°.

Bicarbonate de chaux............	0ᵍ 015
— de magnésie.........	
Carbonate de soude............	0 017
Sulfate de soude............	
Sulfure de sodium	Indéterminé
Chlorure de sodium............	0 040
Acide silicique et alumine.......	0 010
Glairine et matières organiques...	Traces

Depuis quelques années, il existe un établissement qui est ouvert du 1er juin au 30 septembre.

c. Caldaniccia. — Les eaux de Caldaniccia sont situées à douze kilomètres d'Ajaccio. Leur découverte ne remonte qu'à 1831; mais, antérieurement, on avait trouvé au-dessus de Lavatoggio des ruines isolées indiquant l'existence d'anciens thermes.

Les eaux de Caldaniccia rappellent celles de Vichy par le bicarbonate de soude qu'elles contiennent; leur alcalinité, toutefois, est moins prononcée, mais elles laissent dégager une grande quantité de gaz. Leur température est celle qui convient aux bains : 28° C. Ces eaux sont douces, onctueuses, très agréables et on va les prendre, en été, par agrément. Elles forment un précieux élément de la médication sédative; elles ont été employées avec succès dans les névralgies, les spasmes et certaines affections de la matrice.

A côté des eaux alcalines de Caldaniccia coule une petite source sulfureuse très douce et capable de rendre autant de services dans les affections de poitrine que celles des Eaux-Bonnes (Pyrénées). « D'ailleurs, les sources de Caldaniccia sont au nombre de » trois; elles sourdent au milieu de roches granitiques, » à une profondeur de dix à onze mètres, avec un débit » de 24 litres à la minute. Leur température varie » de 35 à 40° C. La source n° 1 donne au point d'émer- » gence une température de 24° et un débit de 4 litres » à la minute; elle dessert les piscines réservées aux » pauvres. La source n° 2 alimente l'établissement » thermal, elle prend naissance sous l'établissement » même, dans un grand réservoir où l'eau séjourne » quelque temps avant d'être distribuée dans les » baignoires; sa température n'est plus à ce mo-

» ment que de 27 à 28°. La source n° 3, froide et d'un
» débit assez faible, n'est pas utilisée ; elle laisse sur
» son passage des dépôts de soufre assez considé-
» rables [1]. »

Voici l'analyse qui en a été faite, au Val-de-Grâce,
par Poggiale :

Carbonate de soude		0ᵍʳ 097
— de chaux		0 038
— de magnésie		0 028
Sulfure de sodium		0 071
Sulfates de soude et de chaux		0 191
Chlorure de sodium		0 223
Acide silicique		0 129
Glairine		0 039
Perte		0 057
		0 873

d. Orezza. — Source d'eau minérale remarquable et
universellement connue. Labat [2] s'est montré trop
sévère dans l'étude qu'il lui a consacrée ; d'autres
auteurs ont eu pour elle un enthousiasme démesuré.

Voici la vérité : Orezza est plus riche en principes
ferrugineux que Forges, Passy, Egra ; elle l'est moins
que la Reine du fer dans l'Ardèche, le Pouhon de Spa.
Forges contient 6 milligrammes de carbonate de fer
par litre ; Passy en contient une proportion très faible ;
Egra contient 7 milligrammes par litre de protoxyde ;
Orezza contient 12 centigrammes de peroxyde ; le
Pouhon, 19 centigrammes d'oxyde ; la Reine du fer,
35 centigrammes. Orezza est donc inférieure à la
Reine du fer et au Pouhon de Spa en principes ferru
gineux ; mais elle a l'avantage sur ces dernières sources
d'être plus riche en acide carbonique et de mérita

[1] De Pietra-Santa, *Loc. cit.*
[2] Labat, Art. *Orezza*, in *Dictionn. de Jaccoud.*

mieux qu'elles le nom d'*Eau de Seltz ferrugineuse* qu'on a donné à toutes ces sources. Elle est aussi plus agréable et réveille davantage l'atonie de l'estomac dans les cas de dyspepsie.

La température de l'eau d'Orezza est de 15° C., moyenne du lieu; sa densité, voisine de 1,001; son débit, de 144 mètres cubes en vingt-quatre heures, ce qui permettrait de donner des bains.

L'eau d'Orezza supporte le transport un peu moins que Schwalbach. Du reste, toutes les eaux ferrugineuses s'altèrent. C'est une erreur accréditée que de croire à la vertu préservatrice absolue du gaz carbonique. L'altération du principe ferrugineux est une question d'oxydation, et l'on doit se rappeler qu'il faut très peu d'oxygène pour faire passer quelques centigrammes de protoxyde de fer à l'état de peroxyde. Quand on garde une bouteille d'Orezza quelques semaines, on la trouve aussi pétillante que le premier jour; mais il y a un dépôt ocreux au fond de la bouteille et une incrustation ocreuse sur les parois. Reprenant tous ces principes par l'acide chlorhydrique, on constate qu'une bonne moitié du fer est perdue pour le consommateur.

Ces réserves faites, Orezza n'en est pas moins une eau précieuse de table, agréable, digestive et tonique à la fois.

Les indications sont celles relatives aux eaux de la classe ferrugineuse : en premier lieu, les états chloro-anémiques idiopathiques ou dépendant de maladies graves; les névroses ou névralgies subordonnées à ces états; les troubles de la menstruation également en rapport avec eux; l'impuissance, la stérilité liées à un état utérin connu ensuite, les dyspepsies, les gastralgies, les engorgements abdominaux, quelques maladies des reins. Très bonne pour les fièvres paludéennes et la cachexie palustre.

Un désir à manifester, c'est que la cure sur place prenne un développement plus grand à l'avenir. Les lignes ferrées que l'on a construites dernièrement en Corse ne pourront que faciliter l'arrivée des malades à Orezza, et ces derniers voudront en profiter. D'ailleurs, nul lieu n'est plus agréable pour les buveurs d'eau : beauté des points de vue, étendue de l'horizon, magnifiques ombrages, promenades variées sous des dômes de verdure, et avec tout cela l'hospitalité corse, vertu héréditaire et domestique de ce peuple qui, au milieu de notre civilisation, a su garder intactes ses vertus patriarcales. On connaît le respect religieux de ses habitants pour l'étranger.

Voici l'analyse de l'eau d'Orezza qui a été faite par Poggiale :

Air atmosphérique...............	$0^{g}011$
Acide carbonique libre et provenant des bicarbonates................	1 248
Carbonate de chaux...............	0 602
— de magnésie...........	0 074
— de lithine............	Traces.
— de fer...............	0 128
— de manganèse.........	Traces.
— de cobalt............	—
Sulfate de chaux................	0 021
Chlorure de potassium...........	
— de sodium.............	0 014
Alumine........................	0 006
Acide silicilique................	0 004
Acide arsénique.................	Traces.
Chlorure de calcium.............	—
Matière organique...............	—

e. *Puzzichello.* — « Il n'existe, en Europe, aucune « source comparable à Puzzichello pour la guérison

» radicale de certaines affections invétérées réputées
» incurables [1]. » Donné prétend qu'elle a des analo-
gies avec Enghien. Elle est usitée dans les cas syphilitiques, les hémorroïdes, certains engorgements des
viscères abdominaux. Il y a à Puzzichello deux établissements. Ces eaux sont sulfurées calciques. Leur miné-
ralisation totale est de 827 milligrammes. dont 47 milligrammes d'acide sulfhydrique.

f. Pietrapola. — La source la plus riche, la plus
abondante, la plus chaude de la Corse: aussi, les
Romains y avaient-ils construit des thermes dont on
retrouve les ruines. Sept sources: on peut y donner
jusqu'à deux mille bains par jour. Le Dr Carlotti a
étudié leur action avec grand soin et dans une multi-
tude de cas les plus variés. A l'inverse de beaucoup
d'eaux sulfureuses. elles ne paraissent ni excitantes,
ni stimulantes : elles calment le pouls et réussissent
dans les affections des organes digestifs, dans les affections nerveuses, la chlorose, l'hystérie, la chorée, les
paralysies, les accidents syphilitiques, la diathèse rhu-
matismale. Au dire de Pietra-Santa. Pietrapola serait
le Saint-Sauveur de la Corse. Ces eaux sont sulfurées-
sodiques. Leur température varie de 45° à 57°. Dix
sources. Établissement ouvert du 1er mai au 30 juin et
du 1er septembre au 30 novembre.

TEMPÉRATURE DE LA CORSE.

La température est l'élément le plus important de
la climatologie d'un pays. Je devrais partant écrire
de longues pages sur cette question en traitant du

[1] Blanq.

climat de la Corse. Malheureusement, les notes propres
aux diverses localités manquent. Laveran [1] est le seul
auteur qui lui ait consacré des passages assez étendus;
je lui ferai des emprunts en conséquence. En prenant
le mot *climat*, qui vient souvent sous la plume de cet
auteur dans le sens de température, je ne vois aucun
inconvénient à citer sa description en entier :

« Peu de contrées ont un climat aussi beau que celui
de la Corse, une température aussi douce, un hiver
aussi clément, un automne aussi tempéré. Toutefois,
à mesure qu'on s'élève du littoral vers les régions
hautes de l'intérieur, la saison froide se prolonge: on
passe du climat de la Grèce au climat de la France; du
climat de la France à celui du nord de l'Europe; de la
région du myrte et de l'olivier à celle du châtaignier;
de la région du châtaignier à celle du chêne, du hêtre
et du bouleau. La température moyenne de l'année
est de 16°65 pour Bastia, 17°55 pour Ajaccio. Moyenne
17°10, supérieure de 2° à la température moyenne de
Rome. A Ajaccio, d'après les observations de Nosadowski, la température moyenne est de : hiver, 12°05;
printemps, 15°07; été, 24°20; automne, 18°93. La différence entre la moyenne de l'hiver et celle du printemps est de 3°04; du printemps à l'été, de 9°13; de
l'été à l'automne, de 5°27; de l'automne à l'hiver, de
6°90. Sur le littoral méditerranéen de la France, la
moyenne annuelle est de 15°4; celle de l'hiver, de 8°9;
du printemps, de 17°4; de l'été, 22°5; de l'automne,
14°3. Différence de la moyenne de l'hiver et de celle
du printemps, 8°50; du printemps à l'été, 5°1; de
l'automne à l'hiver, 3°40.

» La différence la plus grande entre les moyennes

(1) Laveran, Art. *Corse* in *Dichonn. des Sciences médicales*.

mensuelles est de 15°41 pour la Corse, de 31°4 pour la Provence. Le climat des côtes de la Corse est, comme les climats insulaires, d'une moyenne supérieure aux climats continentaux situés à la même latitude et à l'abri des oscillations saisonnières particulières à ceux-ci. »

A ce jugement porté par Laveran sur la climatologie générale de la Corse, je me permets d'ajouter l'opinion que j'ai émise en 1879, sur la même question, devant la Société de Médecine et de Chirurgie de Bordeaux :

« La Corse a trois climats distincts, disais-je dans la séance du 2 mai, mesurés par le degré d'élévation du terrain. Le premier climat appartient à la région supérieure ou montagneuse; il est froid et tempétueux comme celui de la Norvège; il s'étend depuis 500 mètres d'élévation. C'est dans cette zone qu'on trouve le pin et le sapin *lariccio*, ces arbres quelquefois gigantesques qui forment à eux seuls les forêts admirables du pays. Le second est celui de la région moyenne, qui s'étend depuis 500 mètres jusqu'à 200. Comme l'a dit Volney, depuis longtemps, il correspond à notre climat de France, principalement à celui de la Bourgogne, du Morvan et de la Bretagne. Le châtaignier, le chêne-vert, le myrte, l'olivier sauvage, le cyste, la grande bruyère sont les principales plantes de la végétation de cette zone; c'est là qu'on trouve aussi les fameux *makis* du pays. Le dernier climat est celui de toute la plage maritime; il embrasse le niveau de la mer jusqu'à 200 mètres environ; il est doux et tempéré comme celui des côtes parallèles de l'Italie et de l'Espagne; c'est, en un mot, celui qui convient à la latitude de l'île. Ici, le paysage est splendide et varié, la végétation riante. On y trouve indifféremment l'olivier, les céréales, l'oranger, le cédratier, le palmier, la canne à sucre, toutes ces plantations qui sont l'indice d'une température sinon chaude, du moins tempérée (1). »

FLORE DE LA CORSE.

Voici maintenant une étude sur la flore de l'île qui a été faite, en 1824, par Viviani (2). J'ignore si d'autres auteurs ont mieux étudié cette question depuis.

Renonculacées. *Helleborus argutifolius* (*H. Niger.* Moris). *Ranunculus corsicus* D. C. *Ranunculus pedunculatus. Ranunculus cordigerus* (*trilobus* Desf.). *Clematis polymorpha* (*Semitriloba* D. C.).

Fumariacées. *Fumaria leucantha.*

Crucifères. *Erucaria hypogea* (*Brassica cretica* D. C.).

Cistinées. *Cistus halimifolius* (*Juniperifolius* D. C.). *Cistus eriocephalus.*

Caryophyllées. *Sagina urceolata. Silene alsinoides. Silene nodulosa* (*S. pauciflora* D. C.). *Silene corsica* D. C. *Silene sericea. Silene Italica* Smith. *Silene mollissima* Smith (*S. velutina* D. C.). *Silene xeranthema. Cerastium tenue. Cerastium heterophyllum.*

Malvacées. *Lavatera cretica* L. *Lavatera neapolitana* D. C. *Lavatera ambigua* D. C. *Malva hirsuta* Ten. *Malva sylvestris.*

Légumineuses. *Genista candicans* L. *Ononis alopecuroides* L. *Ononis laxiflora* Desf. *Ononis mitissima* L. *Anthyllis gerardi* L. *Trifolium strictum* L.

Rosacées. *Rosa seraphini. Potentilla crassinervia.*

(1) Maseda. *Étude climatologique sur la Corse et sur Ajaccio; leur utilité comme station hivernale.*

(2) Viviani. *Flora corsica, prodromus et appendix.*

Crassulacées *Sedum heptapetalum* Poir. *Sedum brevifolium* D. C.

Saxifragées. *Saxifraga cervicornis.*

Rubiacées. *Asperula deficiens. Gallium nudiflorum.*

Valérianées. *Valeriana trinervis (Leia bulbocodium* L.).

Dipsacées. *Scabiosa mediterranea. Scabiosa urceolata* Desf.

Composées. *Carduus cephalanthus. Cnicus Syriacus* L. *Onopordum horridum. Cynara humilis. Seriola Urens* L. *Balsamita ageratifolia* Willd. *Gnaphalium microphyllum* Willd. *Solidago nudiflora. Artemisia densiflora.*

Éricacées. *Erica ramulosa.*

Gentianées. *Chlora serotina* Hoch. *Chlora imperfoliata* L. *Chlora grandiflora.*

Borraginées. *Anchusa crispa. Echium macranthum.*

Antirrhinées. *Antirrhinum æquitrilobum. Scrophularia ramosissima* Lois. *Scrophularia mellifera* Vahl. *Veronica tenella* D. C.

Orobanchées. *Orobanche ringens* Lois. *Orobanche fœtida* Desf. *Orobanche crinita.*

Labiées. *Stachys glutinosa* L. *Stachys corsica* Lois. *Thymus Corsicus. Thymus marschallianus* Willd.

Plumbaginées. *Statice fasciculata.*

Euphorbiacées. *Euphorbia semperfoliata.*

Orchidées. *Ophrys funerea. Orchis corsica.*

Liliacées. *Asphodelus microcarpus. Scilla fastigiata. Scilla lanceolata.*

Juncées. *Juncus bicephalus. Juncus insulanus. Juncus macrocephalus. Juncus attenuatus.*

Aroidées. *Arum pictum* L. *Arum crinitum* L.

Je ne saurais achever cette énumération des principales espèces botaniques de la Corse sans mentionner la *mousse de Corse*, employée en thérapeutique comme vermifuge. On donne ce nom à un mélange de petites algues appartenant à divers genres. La composition de la substance est variable, suivant les localités où on la recueille. Le type de la mousse de Corse paraît provenir des côtes occidentales et des environs d'Ajaccio. Là elle contient en grande abondance, 90 °/₀ en moyenne, de l'algue que l'on regarde en général comme devant former l'élément principal de la substance, l'*Alsidium Helmintocorton* Kutzing (*Fucus Helmintocorton*. La Tourette). Cette espèce y est associée aux *Jania corniculata*, Lam. *Caulerpa prolifera* Ag., *Bryopsis Balbisiana* Lam. La récolte qu'on fait dans ces parages sert à alimenter les pharmacies voisines, mais ne paraît pas donner lieu à une exportation considérable.

Sur les côtes orientales de la Corse et du côté de Bastia, on ne recueille pas même le produit, celui qu'on reçoit dans les pharmacies provient des côtes de la Provence. M. Debeaux, pharmacien-major à l'hôpital militaire de Bastia, a eu l'idée de faire, pour les besoins de l'hôpital, une provision de mousse de Corse : il a obtenu, avec les petites algues des environs, un mélange vermifuge dont l'action thérapeutique a été bien marquée et où n'entrait pas cependant la moindre trace d'*Alsidium Helmintocorton* Kutz. Voici la liste des principales espèces qu'il a signalées dans le mélange : *Corallina officinalis* Lam., *Grateloupia filicina* Aug., abondants ; *Gelidium corneum* Lam., *Acrocarpus crinalis* Kutz., *Jania rubens* Lam., *Jania orniculata* Lam., assez abondants : puis quelques brins d'un grand nombre d'autres espèces, en tout dix-sept.

Le *Gigartina helmintocorton*, qui est la partie

essentielle et la plus abondante de la mousse de Corse, présente des fibres d'un gris rougeâtre, sale à l'extérieur, ce qui forme également la couleur de la masse ; mais elles sont blanches en dedans. Elles sont sèches et assez dures à casser lorsqu'on conserve la mousse de Corse dans un lieu sec ; elles deviennent souples et humides lorsqu'on la garde dans un lieu humide. Enfin la mousse de Corse a une odeur marine forte et désagréable et une saveur très salée. On doit la choisir légère et contenant le moins de gravier possible.

L'usage de la mousse de Corse en médecine paraît être très ancien. Théophraste et Dioscoride l'ont indiquée.

ANÉMOLOGIE DE LA CORSE.

Je ne puis résister au plaisir de transcrire sur ce chapitre le passage intéressant et vrai que lui a consacré Volney :

« En général, il n'existe jamais pour la Corse un même vent ; alors même que toute l'atmosphère de la Méditerranée s'ébranle dans une même direction, ce grand fleuve d'air produit pour la Corse des tournoiements, des contre-reflux, des déviations absolument semblables à ceux que l'on remarque dans les fleuves d'eau, aux piles des ponts, aux grèves, aux rochers. Observez d'ailleurs qu'un même vent change de direction selon les côtes qu'il rencontre, et que le vent, qui est est-ouest à Ajaccio, devient sud-ouest à Calvi et au cap Corse. C'est ce sud-ouest qui règne habituellement sur ces parages et qui, lorsqu'il franchit les montagnes de Saint-Florent, tombe avec tant de raideur sur Bastia, qui est au revers de la côte à cinq cents

mètres de profondeur, qu'il enlève quelquefois les
toits des maisons et que l'on est jusqu'à huit jours
sans pouvoir sortir. Les vieillards du pays assurent
qu'autrefois, ce vent ne passait pas au delà du Bivinco,
et maintenant il ravage toute la plaine. Ce fait constaté trouverait fort bien sa solution dans le dépouille-
ment du mont *Penda* et des hauteurs adjacentes, jadis
couvertes de sapins et de chênes de la forêt de *Stella*,
aujourd'hui rasée.

» Par opposition aux vents d'ouest et de sud-ouest
régnant sur la bande d'Ajaccio, les vents d'est et de
sud-est dominent sur celle de Bastia; leurs effets sont
diamétralement contraires à ceux de leurs antagonistes;
car tandis que l'ouest et le sud-ouest dessèchent tout
à Bonifacio, à Calvi, au cap Corse, l'est et surtout le
sud-est engraissent et fomentent la végétation par leurs
brouillards moites et par leurs douces pluies depuis
Bastia jusqu'à Porto-Vecchio; mais ils compensent
chèrement ce bienfait, à l'égard des animaux, par le
malaise et l'accablement dont ils les affectent; le sud-
est particulièrement (sirocco) rend la tête pesante, le
corps fiévreux, l'estomac nauséabond; ses mauvaises
qualités s'exaltent, sur la côte orientale de la Corse,
par les nombreux marais dont elle est bordée; il contribue même à leur formation, en imprimant à la mer un
mouvement qui engorge de sable toutes les embouchures des rivières et les ferme dans le sens de sa
direction. Par ce mécanisme, les eaux débordent facilement, se répandent, stagnent, se corrompent, et
quand la chaleur vient, leurs exhalaisons, poussées
par l'est et le sud-est au pied des montagnes, y causent
l'insalubrité dont on s'y plaint à des hauteurs et à des
distances considérables, elles remontent même dans
l'intérieur du pays par les canaux des vallons, et en

leur attribue entre autres ce qui se passe à l'auberge
du *Ponte-Nuovo* sur le Golo, où l'air est tellement
vicié que l'on n'y couche pas deux mois sans y prendre
la fièvre. Au reste, en Corse comme dans tous les pays
chauds, tout vent qui passe sur un marais devient
malsain à une distance proportionnée au volume des
exhalaisons qu'il transporte (1). »

État du Ciel. — Pluviométrie — Neige.

Par suite de la position isolée de la Corse, de l'élévation de la chaine centrale, les vapeurs condensées
sous la forme de nuages vont se réduire en pluie ou
en neige sur les cimes des montagnes, pendant que
sur le littoral le ciel est d'une sérénité admirable. Les
poètes ont chanté le ciel bleu de l'Italie; que n'ont-ils
décrit celui de la Corse où, tranquillement assis entre
le bleu du ciel et le bleu de la mer, ils auraient pu
imprimer à leur lyre des accents toujours nouveaux et
toujours enthousiastes!

« On a vu, dit Volney parlant de la pluviométrie de
l'ile, on a vu, certaines années, jusqu'à huit mois
s'écouler sans pluie; cela n'empêche pas qu'il n'en
tombe communément vingt-deux à vingt-trois pouces,
c'est-à-dire deux pouces de plus qu'à Paris; mais l'inégale répartition de cette eau et son écoulement trop
brusque en diminuent beaucoup les bienfaits. Les
rosées y suppléent en partie; la Corse leur doit cet
aspect de verdure qui la rend plus agréable au coup
d'œil que les pentes nues de la Syrie. Tandis que ces
pluies, ces rosées, ces eaux donnent de l'aliment à la

(1) Volney. *Précis de l'État de la Corse.*

végétation, un soleil ardent et un air salin lui donnent une énergie de sève et une activité qui se manifestent dans tous les produits. Nos fleurs y ont une vivacité de parfum bien plus exaltée. Les fruits ont de même une saveur très prononcée et généralement excellente (1). »

PATHOLOGIE DE LA CORSE.

Le Dr Costa (2), qui a étudié la population de l'île au point de vue du recrutement, donne sur sa santé les renseignements les plus optimistes. Son contingent, d'après la loi de 1872, était de 775 trouvés bons au service sur 1,000 examinés, tandis qu'en France le chiffre moyen ne s'élevait qu'à 675. L'aptitude militaire prouve l'aptitude physique, et il me serait difficile d'aller à l'encontre des résultats signalés par mon excellent compatriote. La nouvelle loi militaire permettra certainement d'arriver à des renseignements plus précis encore. Pietra-Santa affirme (3) que le coefficient de la mortalité en Corse est moins élevé qu'en France; que la population de l'île offre de plus fréquents exemples d'individus atteignant un âge avancé. Ici, encore, je n'oserais m'inscrire en faux contre les assertions de mon savant confrère. Enfant du pays, je l'ai habité longtemps, et depuis que j'exerce la médecine en France, je fais souvent des comparaisons de pathologie dans lesquelles la Corse est bien loin d'être en défaveur.

La Corse participe à l'immunité dont jouissent les

(1) Volney. Loc. cit.
(2) Dr Costa. La Corse et son recrutement.
(3) D[r] De Pietra-Santa. La Corse et la station d'Ajaccio.

iles vis-à-vis des grandes épidémies dont l'homme est
l'agent principal de propagation. En 1346, pendant que
la peste noire sévissait en Grèce, en Sicile et en Italie,
et que les populations effrayées cherchaient partout
un refuge, la Corse et la Sardaigne furent épargnées.
En 1849, l'épidémie de choléra ne frappa en Corse que
deux personnes : un brigadier de gendarmerie, arrivé
à Bastia par le courrier de Toulon, et sa femme, venue
de l'intérieur de l'île, qui lui avait donné ses soins
dans une maison isolée. En 1885, la maladie fut impor-
tée dans l'arrondissement d'Ajaccio par les courriers
qui venaient de Marseille; mais très peu de personnes
furent frappées. Les épidémies de grippe, au contraire,
dont l'extension générale et la propagation rapide
témoignent plutôt d'influences atmosphériques, n'épar-
gnent pas la Corse. Au printemps de 1837, Laveran a
retrouvé à Bastia la grippe qu'il venait d'étudier à
Paris, et il lui a trouvé en Corse la même gravité qu'en
France. L'épidémie de 1890, qui a parcouru l'Europe,
n'a pas épargné non plus la Corse: elle a sévi dans ce
pays avec la même intensité et la même gravité que
partout ailleurs.

Les épidémies de variole, de rougeole, de scarlatine,
d'oreillons sont séparées par de longs intervalles de
temps: elles sont aussi moins généralisées que partout
ailleurs, à cause de la dissémination des populations
sur un grand espace et des hautes montagnes placées
entre les petits centres qui ne communiquent pas facilement entre eux. La fièvre typhoïde est rare en Corse.
Au dire de Laveran, elle sévit surtout sur les jeunes
soldats qui en apportent le germe du continent.

Dans les localités saines, à part les maladies organiques individuelles, les affections les plus communes
sont les affections saisonnières, principalement celles

de la saison froide : pneumonies et pleurésies. L'imprévoyance et la négligence des moyens de se préserver des intempéries des saisons en sont les causes manifestes. La dysenterie, qui n'est pas endémique en Corse, y est certainement moins fréquente que dans les régions placées sur une même ligne isotherme, mais dont la température est moins égale.

Les eaux stagnantes des marais de la Corse deviennent, pendant les mois de juillet, août et septembre, une cause d'infection paludéenne qui force les habitants à quitter les régions environnantes pendant cette époque de l'année. Lorsque leur niveau vient à baisser, il reste sur la rive et sur le sol voisin des détritus nombreux de matières végétales et animales qui se décomposent sous un soleil ardent, secondé par une humidité assez notable. Le résultat ultime de cette décomposition est la formation d'un champignon du genre *Palmella* que Klebs et Laveran ont décrit dans la fièvre palustre. On trouve aussi ce champignon dans d'autres régions à infection maremmatique que dans les régions avoisinant les marais de la Corse; on le trouve dans les régions marécageuses de l'Italie, de la Grèce, en Algérie, dans la Sologne en France. C'est dire que les fièvres intermittentes de la Corse revêtent les mêmes caractères que celles de ces pays.

Je ne crois pas inutile d'entrer dans certains détails touchant les fièvres paludéennes de la Corse. Ces fièvres règnent à l'état épidémique dans les régions marécageuses, c'est-à-dire qu'elles atteignent toutes les personnes qui ont habité autour des marécages, dans les régions basses, pendant les mois chauds de l'année. L'âge, le sexe, la constitution ne mettent pas à l'abri de l'infection palustre. Les maladies et toutes les conditions d'affaiblissement pour l'organisme sont des adjuvants précieux pour l'éclosion de la malaria

Quelques conseils peuvent avoir une certaine utilité pour les habitants et pour l'avenir de ces plaines, que Blanqui appelait le *Mitidja de la Corse*, à cause de leur fertilité, et dans lesquelles les Romains avaient fondé des colonies puissantes. L'exemple de l'ancienne Rome devrait être un puissant stimulant pour la France. Cette nation a sous la main un grand et beau département qui ne demande qu'à être bien exploité pour fournir de grandes richesses...

La première chose à faire pour favoriser l'avenir des plaines marécageuses de la Corse, c'est de les assainir. On y arrivera en desséchant les marais, en faisant des irrigations qui permettent l'écoulement des eaux malsaines vers la mer, en favorisant les plantations d'arbres fébrifuges, comme l'*Eucalyptus globulus*, enfin en favorisant leur repeuplement. Des exemples nombreux prouvent que la malaria diminue et finit par disparaître devant l'envahissement de la population. Ce qui est arrivé dans d'autres pays s'est déjà produit en Corse, dans le domaine de Casabianda, aujourd'hui établissement pénitencier agricole (1). Dans cette région, où régnaient jadis les fièvres pernicieuses, ne règnent plus aujourd'hui que les fièvres intermittentes simples, et encore ces fièvres ne présentent-elles plus ni gravité ni danger depuis les nombreuses constructions qu'on y a faites. En outre, les Romains avaient fondé deux brillantes colonies, les deux plus grandes villes de la Corse dans la plaine orientale, et n'avaient eu qu'à se louer de leur hardiesse. Pourquoi donc nos gouvernements actuels n'imiteraient-ils pas la conduite des anciens maîtres du monde?

A ces quelques lignes qui peuvent intéresser l'avenir de la Corse, je me permets d'ajouter quelques conseils

(1) Cet établissement a été abandonné depuis quelque temps à cause de l'insuffisance des travaux pour son assainissement complet.

de thérapeutique usuelle qui pourraient servir aux habitants actuels du pays. Je conseille donc à ces derniers de ne pas sortir le matin de bonne heure ni le soir après le coucher du soleil, d'éviter les refroidissements, les excès de tout genre, de porter de la flanelle, de régler le vêtement selon les températures différentes du matin et de l'après-midi; de ne boire aucune eau de propriétés douteuses; enfin d'user d'une alimentation mixte, substantielle, du vin, du café, du quinquina. Une fois l'infection déclarée, le malade doit, aussitôt que possible, changer d'air, s'il ne veut pas courir les chances de voir la fièvre récidiver sans relâche et aboutir à la cachexie. Pour ce qui regarde le traitement de la fièvre, le médecin de la famille sera le meilleur juge.

Laveran dit que les maladies diathésiques qui se rattachent à des influences de milieux, aux climats froids et humides, à l'habitation des villes, ne trouvent pas les conditions de développement dans la vie agreste du Corse, qui vit de peu, mais ne manque de rien, surtout d'air pur et de chaleur bienfaisante Lauvergne insiste sur l'absence des maladies scrofuleuses [1], il est trop optimiste. Ces affections sont rares, il est vrai, dans les parties du pays qui avoisinent la mer, surtout à Ajaccio et à Bastia, mais on en trouve des exemples assez fréquents dans l'intérieur de l'île.

Que penser de la phtisie pulmonaire? Laveran affirme que la Corse fournit beaucoup plus de phtisiques que la Provence, où cependant la phtisie est bien commune. Boudin [2] prétend que la Corse occupe un très mauvais rang, le n° 78, étudiée avec les autres départements, pour la fréquence de la phtisie. Mais les assertions de

(1) Mémoire sur la Corse. *Journal des Voyageurs.*
(2) Boudin. *Statistique de géographie médicale.*

ces auteurs se ressentent de la fantaisie. Tout concourt à les déclarer fausses. D'abord les études très compétentes et très bien faites de Costa, auxquelles j'ai fait allusion au commencement du chapitre; puis les livres de Pietra Santa et des auteurs étrangers qui ont consciencieusement étudié la Corse au point de vue médical, enfin le consensus de tous les praticiens du pays. Ajouterai-je à tout cela les statistiques du Ministère de la Guerre? Ces statistiques disent clairement que les entrées par phtisie dans les hôpitaux militaires de Bastia et d'Ajaccio sont très rares et surtout que les décès par maladies tuberculeuses et par phtisie sont beaucoup plus rares encore, tandis que ces mêmes entrées et ces mêmes décès sont relativement fréquents dans les hôpitaux de Paris, dans les départements qui longent l'Océan et dans beaucoup de départements du Centre. Dans ces derniers pays, le climat agit sur le poumon en provoquant les bronchites et devient, partant, pour cet organe, un vrai traumatisme continuel dont l'action irritante ne cesse de se faire sentir. Les bronches et le poumon ainsi affectés, la température de l'organisme aidant, finissent par constituer, à la longue, un milieu on ne peut plus favorable pour le développement du microbe de la tuberculose. Mais tel n'est pas le cas de la Corse en général et spécialement de cette zone de l'île qui longe la mer, comme Bastia, Ajaccio, Calvi, Bonifacio. Ici, l'on trouve les conditions qui existent à Alger, où les affections pulmonaires et bronchitiques sont rares et bénignes; on voit aussi se produire les mêmes faits qu'à Tunis, où rarement nos soldats succombent à la terrible affection. Ainsi donc, tout concourt à prouver que les assertions de Laveran et de Boudin sont fausses et que la phtisie pulmonaire est rare en Corse.

Le goître n'est pas endémique en Corse. Boudin en compte 18 cas sur 100,000 habitants examinés, tandis que le département du Puy-de-Dôme en présente 403, les Basses-Pyrénées, 154, les Hautes-Pyrénées, 604; les Basses-Alpes, 440; les Hautes-Alpes, 951. Ce sont là des chiffres éloquents. Parlent-ils en faveur des qualités inhérentes à la constitution minéralogique des eaux potables de la Corse ou sont-ils favorables au climat de ce pays? Je suis facilement porté à croire que ces deux facteurs doivent entrer en ligne de compte.

Je ne veux pas quitter le sujet de la pathologie de l'île de Corse sans aborder une question qui peut avoir une importance extrême pour la population de ce pays, je veux parler de l'alcoolisme. L'alcoolisme exerce des ravages effrayants dans l'Europe entière; la population de la Corse ne paraît pas se mettre à l'abri de cette plaie hideuse. Depuis que le phylloxera a détruit une grande partie des vignobles du département, le paysan qui supporte de longues fatigues et le citadin oisif cherchent un excitant dans les drogues artificielles connues sous divers noms et qui constituent de véritables poisons; il en est ainsi du rhum de mauvaise nature, où entre une grande quantité de trois-six, et l'absinthe que l'on absorbe comme boisson apéritive. L'usage ou plutôt l'abus de ces spiritueux est d'autant plus facile que l'absence de régie permet leur arrivée dans le pays à des prix beaucoup moindres que partout ailleurs. Aussi leur consommation progresse-t-elle chaque année. Dans les villages où l'on trouvait jadis un débit ou deux pour une population de trois ou quatre cents habitants, on en trouve dix aujourd'hui, et cette augmentation a surtout été notée depuis que la loi sur l'abus des spiritueux a aboli

toutes les entraves qui autrefois étaient un véritable
bienfait. S'il m'était permis de manifester un vœu pour
le bien des habitants de la Corse, ce serait de voir
reparaître les entraves en question jusqu'à ce que la
replantation des vignobles ait au moins permis au
peuple de boire une boisson beaucoup plus naturelle
et beaucoup moins nuisible que les liquides dont je
viens de parler.

RÉSUMÉ DE L'ÉTUDE CLIMATOLOGIQUE GÉNÉRALE
DE LA CORSE.

En terminant et pour me résumer, je constate que
la Corse, cette grande ile méditerranéenne, est constituée par deux systèmes de soulèvement qui sont diri-
gés l'un du N. au S., l'autre de l'E.-N.-E. à l'O.-S.-O.
Des deux systèmes de soulèvement, le plus oriental, le
plus accusé au N. forme une succession de collines et
de dépressions. Le second, plus occidental, est constitué par des masses énormes dont les points culminants
atteignent une altitude de 2,763 mètres au mont Ro-
tondo, de 2,652 mètres au mont d'Oro. Il forme la ligne
de faite de la partie centrale de l'ile, la divise en deux
régions, l'une orientale, l'autre occidentale, et sert de
partage aux eaux. Les cours d'eaux qui suivent le
versant oriental sont : le Golo, le Tavignano, le Fiumorbo ; ceux qui suivent le versant occidental sont : le
Porto, le Liamone, le Gravona, le Prunelli, le Talavo
et le Valinco. Les côtes de la Corse sont fortement
dentelées et creusées de golfes profonds sur la partie
occidentale. A l'orient, au contraire, les contreforts
courent parallèlement à la mer : la côte est basse, la
mer peu profonde.

Considéré au point de vue géologique, le sol de la Corse peut être regardé comme un démembrement du continent européen. Il représente la succession des terrains qui composent la masse de l'Estérel, sa partie orientale reproduisant la constitution géologique de la côte de la Ligurie, tandis que sa partie occidentale correspond à celle des côtes maritimes du département du Var. Le fond du sol appartient à une masse granitique recouverte de formations sédimentaires et d'alluvions anciennes, de schistes, de calcaires et de lignites. On trouve le granit en prédominance dans les parties élevées de la région occidentale. L'un des plus beaux granits de la Corse est celui d'Algajola. Dans la partie orientale de l'île, le granit est recouvert par des terrains de sédiment. Les terrains crétacés occupent, dans la partie orientale, une zone qui commence au cap Corse et s'étend : au sud, jusqu'à Favone ; à l'ouest, jusqu'à Corte. Les couches crétacées occupent plus d'un tiers de la surface de l'île.

La région montagneuse de l'île contient, comme enfermés dans des coupes de granit et de porphyre, des lacs d'eau douce, le plus souvent inaccessibles et qui donnent origine aux cours d'eaux ou torrents que l'on trouve dans les deux versants de la Corse. Les plus célèbres de ces lacs sont ceux qu'on nomme Creno et Ino.

A l'embouchure des torrents et principalement dans les plaines orientales, on trouve un certain nombre d'étangs et de marais. L'étang de Biguglia, l'étang de Diana et l'étang d'Urbino sont sur la côte orientale ; sur la côte occidentale, on trouve l'étang de Taravo, non loin de Calvi.

Sur les flancs des montagnes de la Corse existent des eaux potables délicieuses qui, pendant la durée de l'été, deviennent souvent le rendez-vous de la meilleure société du pays. Ces eaux sont très diurétiques et chatouillent agréablement le palais.

On trouve aussi en Corse des sources précieuses d'eaux minérales dont l'étude a été longuement faite. Ces sources sont celles de Guagno, Guitera, Caldaniccia, Orezza, Puzzichello, Pietrapola. Je renvoie à ce qui a été dit, dans le cours de ce travail, pour leurs propriétés thérapeutiques.

Peu de contrées ont un climat aussi beau que celui de la Corse, une température aussi douce, un hiver aussi clément, un automne aussi tempéré. Toutefois, à mesure qu'on s'élève du littoral vers les régions hautes de l'intérieur, la saison froide se prolonge. On passe du climat de la Grèce au climat de France, du climat de France à celui du nord de l'Europe. A chaque zone climatérique correspond une végétation spéciale. Le pin et le sapin lariccio se trouvent dans les régions montagneuses. Le châtaignier, le chêne-vert, le myrte, l'olivier, le cyste, la grande bruyère sont les principales plantes de la zone moyenne. Les céréales, l'oranger, le cédratier, le palmier, la canne à sucre sont le propre de la zone maritime.

La flore de la Corse a été faite par Viviani, mais mériterait d'être reprise. La mousse de Corse mérite une mention spéciale parmi ces plantes botaniques, à cause de ses propriétés vermifuges.

Il n'existe jamais pour la Corse un même vent : alors même que toute l'atmosphère de la Méditerranée s'ébranlent dans une même direction, ce grand fleuve d'air produit pour la Corse des tournoiements, des contre-reflux, des déviations absolument semblables à ceux que l'on remarque, dans les fleuves d'eau, aux piles des ponts et aux rochers. Un même vent change

de direction selon les côtes qu'il rencontre, et le vent
qui est ouest à Ajaccio devient sud-ouest à Calvi et au
cap Corse. Les vents ouest et sud-ouest règnent sur la
bande de terrain située aux environs d'Ajaccio; les
vents est et sud-est dominent sur celle de Bastia. Les
vents ouest et sud-ouest dessèchent tout à Bonifacio, à
Calvi et au cap Corse; l'est et surtout le sud-est engraissent et fomentent la végétation par leurs brouillards et
leurs douces pluies. Tout vent qui traverse les plaines
marécageuses de la Corse s'imprègne de miasmes et
de principes malsains.

Par suite de la position isolée de la Corse, de l'élévation de la chaîne centrale, les vapeurs condensées
sous la forme de nuages vont se réduire en pluie ou
en neige sur les cimes des montagnes pendant que,
sur le littoral de l'île, le ciel est d'une sérénité admirable.

On a vu, certaines années, jusqu'à huit mois s'écouler sans pluie, ce qui n'empêche pas qu'il n'y en tombe
communément vingt-deux à vingt-trois pouces, c'est à
dire deux pouces de plus qu'à Paris. Les rosées suppléent en partie à l'action prolongée d'une sécheresse
intense. Aussi la Corse leur doit-elle cet aspect de verdure qui la rend plus agréable au coup d'œil que les
pentes de la Syrie.

Tous les auteurs ont donné les meilleurs renseignements touchant la santé générale des habitants de la
Corse. Les eaux stagnantes des marais deviennent,
pendant les mois de juillet, août et septembre, une
cause d'infection paludéenne qui force les habitants à
quitter les régions environnantes pendant cette époque
de l'année. Aussi le dessèchement de ces marais de-
vrait-il être une des grandes préoccupations du gouvernement. Laveran et Boudin ont prétendu que la

tuberculose pulmonaire fait beaucoup de victimes en Corse; mais des études ultérieures ont montré le peu de véracité des assertions de ces auteurs. Les épidémies de variole, de rougeole, de scarlatine, d'oreillons sont séparées par de longs intervalles de temps; elles sont aussi moins généralisées que partout ailleurs, à cause de la dissémination des populations sur un grand espace et des hautes montagnes placées entre les petits centres qui ne communiquent pas facilement entre eux. La fièvre typhoïde est rare. Dans les localités saines, à part les maladies organiques individuelles, les affections les plus communes sont les affections saisonnières, principalement celles de la saison froide : pneumonies et pleurésies. L'imprévoyance et la négligence des moyens de se préserver des intempéries en sont les causes manifestes. La dysenterie n'est pas endémique en Corse. J'ignore si la peste y a jamais fait son apparition. Le choléra est excessivement rare.

III

Climatologie d'Ajaccio.

Sol de la ville d'Ajaccio et de la campagne environnante. — Eaux de la
ville d'Ajaccio et de ses environs. — Air de la ville d'Ajaccio et de ses
environs. — Température de la ville d'Ajaccio. — Pression atmosphérique.
— Anémologie. — Ozonométrie. — Résumé de l'étude climatologique.
— Pathologie d'Ajaccio. — Considérations thérapeutiques.

Ajaccio, chef-lieu de la Corse, est un port de mer
situé sur la rive occidentale, à seize heures de Marseille, à dix heures de Nice. Sa population est d'environ
20,000 âmes, son site un des plus magnifiques qui
puissent s'offrir aux regards étonnés du voyageur. La
beauté de son golfe a inspiré à un auteur de talent,
Ottavi, les lignes suivantes : « Nulle part, en Italie, la
» lumière ne verse sur l'horizon des teintes plus ma-
» gnifiques ; nulle part les vaisseaux ne trouvent une
» bienvenue plus insistante. Un amphithéâtre circu-
» laire de montagnes granitiques et élevées, aux lignes
» sévères, borne son horizon ; on y arrive par une
» succession de collines gracieusement étagées de la
» plage sablonneuse que les flots nivellent aux sommets
» abrupts, qui gardent dans leurs ravins des neiges
» éternelles. » La ville, elle-même, est coquette et très
bien construite ; ses rues, larges et alignées, sont en
grande partie plantées d'orangers, de palmiers, de pla-
tanes et d'acacias ; ses maisons, principalement celles
du cours Grandval et du boulevard Roi Jérôme, donnent presque toutes sur le midi. Depuis quelques

années, le quartier qui environne la grotte où Napoléon enfant allait étudier les grands hommes de Plutarque s'est recouvert de villas qui ne cèdent en rien aux villas de Nice et d'Arcachon, pour le confortable et la beauté des sites.

Ajaccio appartient, comme température, au climat de la plage maritime de la Corse : sa position topographique lui donne une température plus chaude encore ; elle détermine sa classification dans le groupe des climats maritimes intermédiaires entre celui de la Provence et celui d'Alger, jouissant comme eux de la plus grande uniformité et de la plus grande égalité de température. Je pourrais décrire ici la tiédeur de son atmosphère et les flots ondoyants de lumière solaire qui viennent réchauffer la chambre d'un tuberculeux, pendant qu'en France et dans presque toute l'Europe, le vent, la brume et l'humidité règnent en maîtres. Mais je préfère laisser la parole à des auteurs de mérite. En 1852, le D' Donné écrivait dans les *Débats :* « Ajaccio est une ville pleine de mouvement, éminem- » ment propre aux gens qui n'ont rien à faire qu'à se » promener, à humer l'air et se réchauffer au soleil. Quel » beau climat que celui de la Corse et d'Ajaccio en par- » ticulier ! Il faut aller jusqu'aux îles de la Grèce pour » trouver une température aussi douce, un hiver aussi » clément, un été aussi tempéré. C'est déjà le ciel de » l'Afrique, avec un soleil moins ardent mais non moins » pur. Quel beau lieu ! Quelle délicieuse plage ! Quel » air plus tiède ! » Laure ne manque pas de signaler « cette plage en pente douce vers la mer, qu'un soleil » africain éclaire tous les jours ». Voici des lignes enthousiastes de Bergerat, qu'il me serait impossible de ne pas transcrire : « Rien de plus beau au monde déci- » dément que ce golfe d'Ajaccio dont rien ne lasse. Et

» quel climat! Le climat du paradis, sans doute. On l'a
» comparé à celui de Menton: il lui est préférable. A
» Menton, les sauts de température sont presque perma-
» nents. Ici, l'égalité règne dans l'atmosphère. La brise
» de la mer se noue par une caresse à la brise de terre et
» elles échangent un long baiser dont on est enveloppé.
» C'est le lieu du bien-être. On se détend, on respire,
» on s'épanouit comme la fleur au soleil, on vit! Je me
» suis demandé à Ajaccio, pour la première fois, si
» l'homme était bien réellement créé pour travailler et
» j'ai eu des doutes. La loi ne me paraissait pas cer-
» taine. Car, enfin, voici un coin de terre où il n'y a
» qu'à se bercer entre les bras de la nature. Elle se
» charge complètement de votre sort et de votre santé
» physique et intellectuelle: elle sera pour vous hôte-
» lière, laboureuse, vigneronne, jardinière, fermière,
» chasseresse, pêcheuse, cuisinière et même cicerone;
» elle ne vous laisse rien à faire, que dis-je, à souhaiter!
» Elle prend l'homme à l'aube de la journée, dans son
» lit, et elle le rend à la nuit repu, satisfait, charmé,
» distrait, parfumé, heureux, sans aucun regret possi-
» ble pour la minute d'éternité vécue. A Ajaccio, Scho-
» penhauer n'aurait pas pu écrire une ligne de sa bile
» pessimiste. Il n'aurait pas osé, de peur que le soleil,
» la lune et les étoiles lui éclatassent de rire au nez et
» lui fissent sauter les lunettes.

» Comment donc l'homme le plus actif qui ait jamais
» existé a-t-il pu naître dans cette ville de rêve? Hélas!
» Comment a-t-il pu la quitter, même pour prendre
» l'empire du monde! Il était là, l'empire du monde,
» dans une maisonnette entourée d'un clos d'orangers
» bordé de figuiers d'Inde, au bord du golfe enchanteur,
» avec une barque, une cave de vins dorés de la monta-
» gne, une famille nombreuse et prospère, quelques

» amis et un chien. Oh! ce Napoléon, quel fou, vu
» d'ici (¹). »

Après ces quelques citations qui servent de prélimi-
naires à mon chapitre, j'aborde le vif de mon sujet. En
étudiant le climat d'Ajaccio, je suivrai le même plan
que j'ai adopté pour l'étude du climat de la Corse, tout
en donnant plus d'extension à certaines parties à cause
des documents plus nombreux qui sont à ma disposi-
tion. En outre, en raison de l'extension que prend cette
ville depuis un certain nombre d'années comme station d'hiver, je compléterai le tout par des considérations thérapeutiques. Je parlerai donc : du sol de la
ville d'Ajaccio et de la campagne environnante; des
eaux de la ville d'Ajaccio et de ses environs; de l'air
de la ville d'Ajaccio et de ses environs; de la température de la ville d'Ajaccio; de la pression atmosphérique;
de l'anémologie; de l'ozonométrie; je ferai un résumé
de l'étude climatologique de la ville d'Ajaccio; je dirai
quelques mots de la pathologie d'Ajaccio et je terminerai par les considérations thérapeutiques.

SOL DE LA VILLE D'AJACCIO ET DE LA CAMPAGNE
ENVIRONNANTE.

Les lieux, a dit Hippocrate, comprennent la forme du
territoire, son orientation, sa composition géologique,
les caractères de sa végétation. Je tâcherai dans ma
description de suivre le conseil du père de la médecine.

La ville d'Ajaccio, située par le 41°55'4" de latitude
N. et le 6°23'49" de longitude E., est bâtie sur une

(¹) Bergerat. — *La Chasse au mouflon.*

pointe de terre qui s'avance dans la mer; elle est assise au pied de la montagne formant une longue façade sur le golfe qui est une des plus magnifiques créations de la nature et qui s'ouvre sur la Méditerranée, en face de l'Espagne, sur le chemin de l'Algérie. Cette position topographique de la ville d'Ajaccio nous la montre, d'abord abritée des vents du nord, jouissant des bénéfices des brises de mer et de terre, qui s'établissent successivement, de son sol échauffé par les rayons du soleil à la surface des flots moutonnant sous les zéphyrs.

Le sol d'Ajaccio et de la campagne environnante est généralement calcaire, recouvert d'une couche d'humus fécondant: ce n'est que dans la plaine de Campo-di-l'Oro que l'on trouve des terrains sédimentaires. Les plages du golfe sont sablonneuses, la vie organique végétale ou animale n'y trouve aucun aliment. Cette nature calcaire et sablonneuse du sol permet la prompte absorption de l'eau de pluie.

La campagne des environs d'Ajaccio est on ne peut plus agréable: sa flore se trouve intermédiaire entre celle d'Alger et celle de la Provence. Parmi les plantes tropicales qui s'y développent rapidement sans atteindre parfois une entière maturité, nous citerons le palmier, l'ananas, le bananier, la canne à sucre, le coton, le tabac. Les mandarines se multiplient à vue d'œil et, depuis quelques années, les cédrats sont très cultivés. L'olivier, les figuiers, les amandiers, les pêchers, les pruniers, les caroubiers donnent les fruits les plus variés et les plus savoureux. Les coteaux sont couverts de vignobles renommés : le raisin *brustiana* rivalise avec les chasselas de Fontainebleau. Les céréales (blé, orge, maïs) fournissent un rendement notable. Dans les plantes

aromatiques se rencontrent le cyste, la lavande, le
genêt, la menthe sauvage, le thym. La végétation arbo-
rescente est constituée en grande partie par le myrte,
l'arbousier, le lentisque. Le laurier rose et le laurier
noble acquièrent des dimensions imposantes.

Eaux de la ville d'Ajaccio et de ses environs.

Ici, j'étudierai successivement : *a*. la mer qui baigne
les rivages ; *b*. les sources et cours d'eaux qui alimentent la ville ; *c*. les vapeurs d'eau répandues dans l'atmosphère et se résolvant en pluie.

a. Mer. — « Cette magnifique nappe d'eau, aux cou-
» leurs d'azur, qui s'étale sur les gracieux contours du
» golfe méditerranéen, influe d'une manière sensible
» sur le climat de la ville. C'est elle qui envoie la bien-
» faisante brise de mer qui se lève vers dix heures du
» matin et qui tempère si notablement la chaleur du
» jour. C'est vers elle que s'établit, après le coucher
» du soleil, la brise de terre, ce courant qui se préci-
» pite de la surface des collines échauffées. Quelles
» admirables conditions pour le renouvellement instan-
» tané et continu de l'air que l'on respire, air tout à
» fait imprégné des senteurs des algues marines ou des
» parfums des fleurs, des citronniers et des orangers !
» On sait que la composition de l'eau de la Méditerranée
» diffère un peu de celle de l'Océan. Elle contient une
» plus grande quantité de chlorure de sodium et de
» magnésium, sans parler de quelques bromures al-
» calins qui lui sont propres. Les différences de tem-
» pérature qu'elles présentent avec l'air ambiant ne

» sont pas considérables, et les oscillations thermomé-
» triques très peu étendues (¹). »

b. Sources et cours d'eau qui alimentent la ville d'Ajaccio. — Le golfe reçoit les eaux des deux vallées principales, situées dans les montagnes, en face de la ville, la vallée de Prunelli, au sud, et la vallée de la Gravona, au nord. Ces deux torrents jaillissent de la même montagne, le *Monte Renoso* et viennent se jeter à la mer sur la même plage de Campo-di-l'Oro; la Gravona, non loin du fort d'Aspretto, après un parcours de 38 kilomètres; le Prunelli, près de la tour de Capitello. La Gravona n'a que des ruisseaux pour tributaires. Dans son parcours de 42 kilomètres, le Prunelli reçoit un torrent important, le Zipetoli: à la partie supérieure de la plaine de Campo-di-l'Oro, il s'adjoint à un bras assez considérable de la Gravona et, ainsi réunis, ils coulent paisiblement leurs eaux à travers l'étang de l'Enfer.

Les ruisseaux qui viennent se déverser dans le golfe pendant l'hiver et l'automne sont le Tafonato, l'Agosto, l'Albitrone, le Forcone, le Scudo.

La ville même est alimentée par une vaste citerne de la capacité de 2 millions de litres, située au-dessous de la caserne Saint-François, à l'entrée du cours Napoléon, et par des fontaines nombreuses qui reçoivent leurs eaux de plusieurs sources qui ont été captées sur la montagne Pozzo-di-Borgo. Parmi ces sources, qui ont été amenées à Ajaccio, à la suite d'un décret impérial de 1807, on doit mentionner celles de Canneto qui alimentent la fontaine de Canneto, les fontaines des quatre lions et la fontaine de la citadelle.

____

(¹) De Pietra-Santa.

Afin de remédier aux pertes d'eaux, aux infiltrations pluviales, à l'introduction des racines des plantes voisines dans les conduites, on a canalisé ces diverses sources en tuyaux de tôle bitumée, dont les joints peu nombreux sont étanches et imperméables. On a donc réuni toutes les conditions pour fournir à la ville d'Ajaccio des eaux de source excellentes et à l'abri de toute infection.

Vers la fin du second Empire, on a aussi amené à Ajaccio, au moyen d'un canal de dérivation, une grande partie des eaux de la Gravona. De la sorte, Ajaccio est abondamment pourvu d'eaux pendant toutes les saisons de l'année. Mais il me serait impossible de parler de ces eaux pluviales sans faire les plus grandes restrictions au double point de vue de l'hygiène et de l'avenir. La Gravona, avant d'arriver à Ajaccio, roule ses eaux, exposées à toutes les intempéries de l'air et à toutes les causes d'infection. Le canal, à air libre, qui est de plusieurs kilomètres, permet l'arrivée dans ces eaux des choses les plus malpropres. Sont-ce là des conditions favorables à des eaux potables qui alimentent une ville? A notre époque, où l'hygiène a fait de si rapides progrès, grâce aux études bactériologiques, pourrait-on boire ces eaux sans avoir dans l'esprit aucune crainte touchant leur immunité? Au moment où toutes les villes qui s'alimentaient d'eaux pluviales s'imposent les plus grands frais pour se pourvoir d'eaux de source irréprochables, la ville d'Ajaccio resterait-elle stationnaire devant le mouvement général? Les habitants de cette ville ne feraient-ils pas preuve de sagesse et de prévoyance en excluant les eaux de la Gravona de leur table et en les réservant seulement pour les besoins pressants du ménage? Les eaux de source de Canneto et les eaux de citerne leur procurent facilement des eaux de première qualité, auxquelles ils devront toujours recourir de préférence. D'ailleurs, des hygiénistes de haute compétence ont déjà émis cette opinion. M. de Pietra-Santa a écrit aussi que les habitants d'Ajaccio trouvent dans les eaux de Canneto les éléments d'une boisson hygiénique et qu'ils doivent réserver pour leurs besoins urbains, agricoles, industriels et de propreté domestique les eaux plus ou moins torrentielles de la Gravona.

Je n'oserais achever cette question des eaux potables de la ville d'Ajaccio sans mentionner une vieille habitude qui existe dans la classe aisée de cette ville. La classe aisée fait un fréquent usage d'eau puisée aux sources de Lisa et du Salario, que des femmes transportent en ville dans de grands vases de verre (dames-jeannes) recouverts de paille et de feuillages. Ces eaux sont excessivement légères, très agréables à boire et très diurétiques; c'est dire qu'elles possèdent les propriétés que j'ai déjà signalées pour les eaux de source qu'on trouve dans les montagnes de la Corse.

c. Les vapeurs d'eau qui sont répandues dans l'atmosphère et se résolvent en pluies. — Aborder ce chapitre, c'est étudier l'humidité de l'air, par conséquent la condition atmosphérique qui, avec la température, contribue le plus puissamment à différencier un climat. Il existe toujours entre ces deux éléments une corrélation intime. La quantité d'eau contenue dans l'atmosphère augmente avec la chaleur qui en élève le point de saturation. Abstraction faite des différences locales, elle décroit d'une manière assez régulière de l'équateur aux pôles; elle atteint son maximum en pleine mer et sur les côtes; elle diminue à mesure qu'on pénètre dans l'intérieur des terres et décroit

aussi lorsque l'altitude augmente. La vapeur d'eau
contenue dans l'air y existe sous deux états : invisible
ou sous forme d'hydro-météores. Elle est invisible tant
que la saturation n'existe pas. Or, je viens de dire que
ce point de saturation varie avec la température. Un
abaissement rend visible la vapeur d'eau d'un volume
d'air; une élévation de température lui permet, au
contraire, d'en recevoir une quantité plus considérable
encore sous l'état invisible.

Quand on étudie un climat au point de vue de la
façon dont s'y comporte la vapeur d'eau, il faut déter-
miner successivement : 1° le degré hygrométrique
moyen de l'année, des saisons, des mois et des jours
envisagés dans les deux périodes diurne et nocturne;
2° les oscillations des indications hygrométriques;
3° la quantité et le régime des pluies; 4° les brouillards; 5° les nuages; 6° les neiges; 7° les gelées blanches, etc.

Le degré hygrométrique, ou fraction de saturation,
varie dans de grandes étendues: on a observé comme
limite supérieure 72° et comme limite inférieure 11°.
Cette limite, observée à Montsouris en juin 1871, est
exceptionnelle en France. En Algérie, la moyenne
hygrométrique est de 45 à 50°, avec des oscillations
considérables mesurées quelquefois par 75°, et qu'explique le sirocco. La zone méditerranéenne de la
France présente aussi une grande instabilité hygrométrique. Ainsi, à Hyères, la moyenne hygrométrique
annuelle est de 56°47, et elle embrasse des oscillations
qui varient de 20 à 80°. A Nice, suivant Roubaudi, il y
a une moyenne de 58°2 et les oscillations de l'hygromètre y parcourent l'échelle de 90° (?) à 15°. A Monaco,
dans l'hiver de 1861 à 1862, la moyenne des indications
de l'hygromètre à cheveu a été de 63°5, maximum 72°,

minimum 57°. A Moulins, la moyenne est 58°; à Venise, 87°; à Madère, 79°, etc.

J'ai cru devoir entrer dans cette digression générale pour faciliter la compréhension des développements que va m'occasionner la suite de mon étude. A la vérité, à Ajaccio, comme dans les autres localités, les documents manquent pour faire une étude complète de la climatologie. Mais avec les documents que j'ai puisés dans le beau travail de mon confrère M. de Pietra-Santa et ceux que j'avais déjà inclus dans mon étude sur la Corse en 1879, je tâcherai de faire de mon mieux et j'essaierai d'être aussi complet que possible. Je donnerai une suite de tableaux qui ont été faits par des observateurs consciencieux et dont la patience et l'amour pour la science étaient vraiment au-dessus de tout éloge. Les tableaux inclus sont dus à MM. Nosadowski, Dupeyrat, Guérin et Santi, dont les noms sont encore dans l'esprit de plusieurs Ajacciens. Après les avoir rapportés suivant l'ordre que comporte mon travail, je les ferai suivre de quelques observations.

On verra plus loin un tableau indiquant le nombre de jours de pluie pour une série de trois années. Les observations ont été faites par M. Dupeyrat, ingénieur en chef des ponts et chaussées : ses travaux seront toujours consultés avec plaisir par les climatologistes.

D'après les observations de M. Nosadowski, professeur de physique au collège Fesch, la moyenne générale des journées de pluie, du mois d'octobre au mois d'avril de chaque année (1854 à 1858), a été de dix jours.

Pendant les mois de février, mars, avril, mai 1864, M. le professeur Guérin a trouvé vingt et un jours de pluie (13 en mars, 1 en avril, 7 en mai). La quantité d'eau tombée est représentée par 140^{mm}50 (56^{mm}75 en mars, 4^{mm}25 en avril, 64^{mm}50 en mai).

Tous ces chiffres prouvent que les mois les plus pluvieux de l'année, pour Ajaccio, sont novembre, décembre, janvier, février, mars, et encore, dans cette période froide de l'année, les jours pluvieux sont-ils peu nombreux. En certaines années, il s'est écoulé jusqu'à huit mois sans une goutte de pluie, quoique la moyenne soit de 22 à 23 pouces, c'est à dire 2 pouces de plus qu'à Paris; mais l'inégale répartition de cette eau et son écoulement trop brusque, en diminuent beaucoup le bienfait. Nous verrons plus loin quels sont les rapports de ces chiffres avec la température de la ville.

MOIS	BEAU TOUT LE JOUR	BEAU MATIN ET SOIR, PLUIE DANS LE JOUR	BEAU LE MATIN, PLUIE LE SOIR	BEAU LE SOIR, PLUIE LE MATIN	COUVERT LE JOUR, PLUIE	COUVERT LE SOIR, PLUIE LE MATIN	COUVERT LE MATIN, PLUIE LE SOIR	TOTAL DES TROIS ANNÉES	MOYENNES ANNUELLES
Janvier	3	0	1	4	0	3	9	20	6,5
Février	6	0	2	2	0	1	4	15	5,0
Mars	5	1	4	2	0	3	2	14	4,6
Avril	2	0	3	4	0	3	4	16	5,2
Mai	0	1	2	2	1	2	4	12	4,0
Juin	0	0	0	3	1	2	1	7	2,3
Juillet	0	0	1	0	0	0	0	1	0,3
Aout	1	0	0	2	0	1	0	4	1,3
Septembre	1	0	2	2	0	0	4	9	3,0
Octobre	3	0	1	1	0	5	7	17	5,6
Novembre	7	0	2	2	0	5	4	20	6,6
Décembre	3	0	0	1	0	2	5	11	3,7
TOTAL	31	2	15	25	2	27	44	146	48

Les brouillards sont rares et peu denses à Ajaccio. Les rosées suppléent en partie au manque de pluies régulières; c'est à elles que la campagne doit cet aspect de verdure qui la rend si agréable. Ces rosées sont d'autant plus abondantes que le refroidissement des couches atmosphériques inférieures est porté plus loin et que le sol se trouve dans les conditions d'un rayonnement plus grand.

Les meilleurs renseignements que je puisse donner sur l'état hygrométrique de l'atmosphère d'Ajaccio sont ceux que je tire des observations recueillies pendant l'hiver de 1864, par MM. de Pietra-Santa et Guérin. Comme on le verra, ces degrés hygrométriques sont toujours élevés, parce que l'observatoire de MM. de Pietra-Santa et Guérin était installé à quelques pas du rivage ; or, en venant se briser contre les rochers, les vagues de la mer répandent dans l'atmosphère des particules aqueuses, qui y restent suspendues dans un certain périmètre. MM. de Pietra-Santa et Guérin ont obtenu les moyennes mensuelles suivantes avec l'hygromètre de Saussure :

Pour février	87,78
—— mars.....................	87,10
—— avril.....................	87,50
—— mai......................	87,70

Le psychromètre d'Augustt leur a donné la tension de la vapeur d'eau mesurée en millimètres, et la saturation au centième de l'air ambiant. Voici leurs moyennes pour le trimestre de l'hiver de 1864 :

	TENSION DE LA VAPEUR.	SATURATION.
Mars	8^{mm}19	78,01
Avril...........	10 13	74,08
Mai	13 38	76,41

La concordance est parfaite entre ces chiffres et les précédents, mais il me serait difficile d'établir une comparaison sérieuse entre la saturation hygrométrique d'Ajaccio obtenue par MM. de Pietra-Santa et Guérin et la saturation hygrométrique d'autres villes, même de la zone méditerranéenne, comme Hyères, Monaco, Venise, Madère, d'abord parce que ces observations sont peu nombreuses et ensuite parce que l'observatoire qui servait à les recueillir était défectueux. Je manifeste le désir que l'observatoire météorologique, qui vient d'être installé depuis le 1er janvier de l'année 1891 et dont la direction a été confiée à M. le Dr Sichel, nous fasse parvenir des renseignements précis et des observations nombreuses pour l'avenir.

AIR DE LA VILLE D'AJACCIO ET DE SES ENVIRONS.

C'est la question de luminosité et de nébulosité du ciel qui arrive maintenant sous ma plume. C'est là une question climatologique de grande importance.

ÉTAT DU CIEL
observé pendant trois années par M. Dupeyrat.

MOIS	BEAU TOUT LE JOUR	BEAU MATIN COUVERT SOIR et *vice versa.*	COUVERT TOUT LE JOUR
Janvier....................	31	22	12
Février...................	24	25	17
Mars.....................	35	26	11
Avril.....................	31	23	13
Mai......................	25	18	7
Juin	40	14	5
Juillet	35	17	9
Août.....................	49	17	5
Septembre	51	20	12
Octobre..................	21	32	24
Novembre................	22	29	19
Décembre................	25	26	19
TOTAL............	409	269	153
Moyenne de l'année....	136	89	51

Le tableau ci-dessus est beaucoup plus éloquent que les plus belles phrases pour décrire l'admirable pureté de l'atmosphère d'Ajaccio, l'éclatante couleur du ciel circonscrit par cette couronne de montagnes, l'éblouissante splendeur de l'air qui se reflète dans le vaste lac d'azur qu'on appelle la Méditerranée et qui rappelle les teintes vives et lumineuses des atmosphères équatoriales. Ce tableau est encore dû à M. Dupeyrat.

Voici maintenant un tableau de M. Guérin.

OBSERVATIONS

faites en mars, avril et mai 1863 par M. Charles Guérin.

MOIS	BEAU tout le jour	BEAU MATIN couvert soir et vice versa.	COUVERT tout le jour
Mars..............	9	12	10
Avril.............	20	7	3
Mai..............	14	9	7
Total..........	43	28	20

Ces résultats concordent avec les précédents et prouvent que l'état de sérénité du ciel est de beaucoup le phénomène le plus constant à Ajaccio; les jours nuageux sont l'exception, et encore cet état nuageux dure-t-il rarement toute la journée.

TEMPÉRATURE DE LA VILLE D'AJACCIO.

La question de la température doit venir après celle de la luminosité et de la nébulosité. La quantité de chaleur contenue dans l'atmosphère d'une localité dépend, en effet, de la pureté de son ciel. Voici à ce sujet deux tableaux très instructifs.

OBSERVATIONS THERMOMÉTRIQUES
(MOYENNES)

Ajaccio (1809 à 1813), M. Dupeyrat, Ingénieur en chef.
(Thermomètre Réaumur.)

MOIS	1810	1811	1812	LES TROIS ANNÉES RÉUNIES
Janvier................	7,59	6,76	7,02	7,03
Février	7,20	9,76	9,50	8,33
Mars................	10,87	10,18	9,14	9,96
Avril...............	10,90	13,13	12,39	11,77
Mai.................	15,33	15,57	14,64	15,18
Juin................	16,03	19,27	17,97	17,95
Juillet..............	17,97	19,04	18,96	18,90
Août................	17,47	19,31	19,47	18,83
Septembre...........	17,35	17,78	17,69	17,56
Octobre.............	14,93	15,54	14,28	14,75
Novembre............	12,02	11,65	10,79	11,35
Décembre............	8,64	4,48	7,79	8,43
Moyenne de l'année...	12,80	13,74	13,82	13,45

La moyenne 13°45 Réaumur correspondant à 16°81 centigrades.

Dans ces trois années, la différence entre les plus grands maxima et les plus petits minima a été de 23° Réaumur ou 26°30 C.

Ces tableaux disent que la température moyenne d'Ajaccio pendant la saison d'hiver est une température ressemblant absolument à la température ordinaire d'une chambre à coucher que l'on recommande aux malades. Combien de localités, combien de villes jouissant aujourd'hui d'une renommée européenne pourraient citer de pareils chiffres? Nice, Menton, Cannes, Hyères, sont très visitées, mais leur température n'est pas aussi avantageuse que celle d'Ajaccio. A Nice, la température moyenne est de 8°33; à Menton elle est de +-9°4; à Cannes, de +-9°; à Hyères, de +-8°5; à Arcachon, de +- 6°. Comme on le voit donc, tous ces chiffres sont de beaucoup inférieurs à ceux que les relevés thermométriques nous donnent pour Ajaccio.

OBSERVATIONS DE M. NOSADOWSKI

recueillies à l'angle de la rue de la Cathédrale et de la place Bonaparte

SÉRIE DE 5 ANNÉES (1854 à 1858).

MOYENNES MENSUELLES		TEMPÉRATURE MOYENNE DES SAISONS	
Janvier	10,25	Hiver...............	12,03
Février	11,78	Printemps.........	15,07
Mars	12,46	Été..	24,20
Avril.............	14,63	Automne	18,93
Mai...............	18,13		
Juin...............	22,09	TEMPÉRATURE MOYENNE DE L'ANNÉE	
Juillet............	24,87	17°55 centigr.	
Août	25,66		
Septembre.........	23,21		
Octobre	19,41	TEMPÉRATURE MOYENNE DE LA SAISON	
Novembre	14,15	HIVERNALE	
Décembre	11,71	14°34 centigr.	

En outre, dans toutes ces stations aujourd'hui très recommandées par le Corps médical, le coucher du soleil amène avec lui un refroidissement très marqué de l'atmosphère, une véritable traîtrise de température. A Ajaccio, rien de semblable. L'uniformité de température qui est merveilleuse pendant le jour se continue pendant la nuit. C'est là un fait très important que prouvent encore les tableaux inclus dans ce travail et les affirmations de tous les auteurs.

Voici maintenant un tableau qui servira de transition avec ce que je vais écrire plus loin. Je l'extrais de ma communication de 1879. Les chiffres qu'il contient concordent absolument avec les chiffres précédents.

OBSERVATIONS MÉTÉOROLOGIQUES

recueillies à Ajaccio pendant la saison hivernale (période de 1869 à 1875), par M. le Dr Santi, Directeur du Service sanitaire de la Corse.

| ANNÉES | TEMPÉRATURE | | | PRESSION ATMOSPHÉRIQUE | JOURS DE PLUIE | JOURS DE VENT (S. S.-E.) |
	MOYENNE	MAXIMA	MINIMA			
1869 Novembre......	14°0	19°	8°	758	4	»
— Décembre......	13.0	18	5	751	3	2
1870 Janvier.........	12,0	17	3	755	3	»
— Février........	14.0	18	5	754	3	2
— Mars..........	14.0	21	8	752	2	2
Saison d'hiver......	13,4	21	3	754	20	6
1871...............	12,8	20	3	754	20	4
1872...............	13,2	21	4	755	13	6
1873...............	14.0	22	6	758	10	3
1874...............	13,6	21	4	759	15	3
1875...............	13,2	21	5	756	22	1
1876...............	12,2	21	4	759	13	2

Ce dernier tableau concorde avec les précédents et donne en outre des moyennes de température très élevées. Il enseigne aussi que pendant les mois pluvieux de l'année, pendant la saison d'hiver, les jours de pluie sont rares à Ajaccio. Or, ici, j'ouvre une parenthèse qui était depuis longtemps au bout de ma plume. Comment faire concorder la rareté des jours de pluie pour Ajaccio avec les renseignements que nous fournit la condensation de la vapeur d'eau dans l'atmosphère sous l'influence d'une température élevée? L'explica-

tion de ce fait est très facile et montre pourquoi Ajaccio, tout en ayant une moyenne de température très
élevée, compte peu de jours de pluie dans l'année. Par
suite de la position de la Corse comme point isolé au
milieu de la mer, il arrive que les vents violents chas-
sent les nuages par-dessus les montagnes, et celles-ci
n'offrent pas assez de surface pour les retenir au moment où ils vont se résoudre en pluie.

J'arrive maintenant à un relevé de température
moyenne d'Ajaccio (p. 86) comprenant tous les mois
de l'année depuis 1878 jusqu'à 1889. Ce tableau, qui
comprend douze années d'observations patientes, m'a
été fourni par mon excellent confrère le Dr Paoli et
M. Gallet, professeur à l'école normale d'Ajaccio. Je
ne saurais trop remercier ces deux Messieurs de leur
complaisance et de leur dévouement à la science.

D'après ce tableau, les mois les plus froids de l'année
à Ajaccio sont décembre et janvier. Janvier est un peu
plus froid que décembre. Pendant ce mois la moyenne
thermométrique a souvent $+ 10°$, $+ 11°$, $+ 12°$, $+ 13°$.
Le chiffre de $+ 8°8$ n'a été atteint qu'une fois. Le
mois de décembre 1879 a cependant donné le chiffre
de $+ 8°1$ comme moyenne thermométrique; mais décembre 1879 a été partout, comme nous allons le voir
dans un moment, un des plus froids que le thermomètre ait marqués.

Les relevés thermométriques s'accordent donc pour
accuser la tiédeur de la température ajaccienne pendant l'hiver et cette tiédeur de l'atmosphère se maintient pendant les hivers les plus rigoureux. En 1879,
l'hiver a été très froid et j'eus alors l'occasion de faire
une communication scientifique à la Société de Médecine et de Chirurgie de Bordeaux; j'écrivis, à cette
occasion, les lignes suivantes : « Dans l'hiver écoulé,

OBSERVATIONS THERMOMÉTRIQUES MOYENNES

par mois et par année de la ville d'Ajaccio.

MOIS	1878	1879	1880	1881	1882	1883	1884	1885	1886	1887	1888	1889
Janvier	8,8	9,5	8,8	11,5	10,7	9,4	11,6	9,8	10,1	10,3	9,7	10,5
Février	11,4	10,8	13	10,1	11,4	12,3	12	13	12,1	11,5	9,1	10,2
Mars	11,8	12,8	13,1	12,9	12,7	14,2	13,6	14,1	12,6	13,8	11,9	11,5
Avril	15,4	13,9	15,3	17,3	14,8	15,7	16	15,1	15,4	15,2	14,3	14,1
Mai	18,6	15,5	18,1	19,1	16,7	17,3	19,5	17,9	19,2	18,2	19,5	18,9
Juin	23,8	22,9	21,2	19,8	19,3	22,7	20,3	22,6	21,3	23,9	22,5	23,5
Juillet	25,5	23,5	27,4	25,8	26,9	27,2	28	25,7	24,5	27,3	23,7	24,5
Août	25,6	25,2	23,3	26,7	26,5	27,3	26,5	26,6	24,7	26,3	24,4	24,2
Septembre	23,7	23,1	22,9	24,2	22,9	24	23,3	23,2	24,6	25,1	23,7	23,6
Octobre	19,2	18,1	19,1	18,6	19,7	18,6	17,5	18,1	20,7	16,3	18	19,1
Novembre	13,4	12,7	15,4	14,7	13,9	14,2	13,5	12,3	16	15,3	15,2	15,1
Décembre	9,6	8,1	15,1	12,6	11,7	11,2	10,9	11,7	12,4	11,5	13,7	10,3
Moyenne de l'année	17,2	16,3	17,7	17,7	17,3	17,8	17,7	17,5	17,8	17,9	17,1	17,1

» quoique le temps ait été pluvieux partout, les beaux
» jours n'ont pas manqué à Ajaccio. Un fait surtout à
» noter, c'est que pendant que nous avions ici 0°, la
» *Gazette ajaccienne*, dirigée par Rocca-Tartarini, en-
» registrait toujours des températures de + 11°, + 12°,
» + 13°. » Je n'ai jamais appris depuis que des chiffres
si optimistes aient été démentis. Au contraire, le tableau des moyennes thermométriques fourni par Paoli
et Gallet vient à l'appui de ce que j'avais le plaisir
d'écrire en 1879.

L'année suivante, le Dr Colonna écrivait au *Journal
d'Hygiène* des lignes enthousiastes sur la température
vraiment printanière qui régnait dans le chef-lieu de
la Corse, alors que l'hiver sévissait très intense dans
toute l'Europe, et il rappelait à ce propos le chapitre
très instructif que Lombard (de Genève) lui a consacré.
L'hiver de 1890-1891 sera certainement inscrit parmi
les hivers mémorables par sa rigueur. Il a commencé
le 26 novembre. Jusqu'au 25, la température était
restée assez chaude et même supérieure à la moyenne;
mais le 26, le thermomètre descendit tout d'un coup à
un minimum de — 2°3 (Paris), sans s'élever au-dessus
de — 0°8. Le lendemain, il descendit à un minimum de
— 7°1, et le surlendemain 28, à — 15°, minimum qui
n'a pas été dépassé depuis. C'était le commencement
d'un froid persistant et rigoureux. Du 26 novembre au
3 décembre, la moyenne de la journée a été inférieure
à zéro, et il en a été de même du 8 au 18 décembre et
du 23 au 31, du 6 au 12 janvier et du 15 au 20 janvier. La température moyenne du mois de décembre a
été de — 3°4. On ne trouve depuis 1757 que trois mois
de décembre aussi froids; ce sont ceux de 1829, 1840
et 1879. La journée du 19 janvier a été l'une des plus
froides de l'hiver pour l'ensemble de l'Europe. Les

minima les plus forts qui aient été observés en France
sont à :

Ramberviller (Vosges), le 19 janvier.......... 29°
La Verpillière (Isère)...   20   —   .... 28°
Épinal..............   19   —   .... 26°

Les régions les plus aimées du soleil ont été également très éprouvées :

Toulon............... le 19 janvier.......... 8°
Marseille............   19   —   .... 9°
Montpellier.....   20   —   .... 10°
Cette............ ...   18   —   .... 12°
Sétif (Algérie)........   18   —   .... 12°

La Suisse, l'Espagne, l'Italie et l'Algérie, comme les
pays de l'est et du nord, ont partagé le sort de la
France. Pendant que, dans cet hiver vraiment mémorable, le thermomètre donnait partout des chiffres si
bas de température, Ajaccio faisait exception. La nature, qui paraît avoir pris à tâche de combler ce coin
de terre de ses dons, n'a pas voulu se démentir en ce
moment solennel. Aussi les bulletins météorologiques
de tout l'hiver n'ont-ils pu donner qu'une fois le chiffre
de — 1°0, comme minima. A tous les autres moments,
les chiffres ont été élevés. Il me serait facile de transcrire ici les bulletins de température du mois de
décembre; je me contente de donner celui du mois
de janvier, parce que ce dernier mois a été un peu
plus froid que décembre. Dans le tableau ci-après, le
maximum a toujours été observé pendant le jour, le
minimum pendant la nuit.

On remarquera, d'après ce tableau, que pendant le
mois de janvier 1891 la neige est tombée à deux
reprises à Ajaccio, le 9 et le 16, et encore cette apparition a été de courte durée. Le journal *Le Drapeau*,

qui enregistrait la première apparition du 9, écrivait le
lendemain : « Nous avons eu hier tellement mauvais
» temps que nous avons failli voir tomber de la neige !
» De la neige ! quel bonheur pour nos gamins, nos
» écoliers ! Quelle nouveauté pour nos dames ! C'est si
» beau la neige, c'est si brillant, c'est si propre ! Il y a
» tant de gens à Ajaccio qui n'ont jamais quitté la ville
» et qui ne connaissent la neige que de loin, pour
» l'avoir vue tout le long de l'hiver sur les cimes des
» hautes montagnes. Hier matin, on espérait en avoir
» quelques échantillons. Pendant cinq ou six minutes,
» il en est tombé de légers flocons, sans consistance et
» clairsemés, qui se sont aussitôt évanouis. Les ama-
» teurs de neige ont été déçus et trompés dans leurs
» espérances. » Comme on le voit, la neige est tellement rare à Ajaccio, que c'était fête pour les habitants
de la constater dans leur ville. Elle tomba le 9 janvier 1891 ; mais depuis grand nombre d'années on
n'avait eu le plaisir d'en toucher les flocons légers ni
de voir les promenades en être recouvertes comme
d'un drap blanc. Et si, à ce moment, des flocons sans
consistance et clairsemés font leur apparition pendant
cinq ou six minutes, un froid rigoureux sévit en même
temps sur l'Europe entière ; les régions où règne per-
pétuellement un ciel d'azur sans que la moindre
haleine d'un zéphyr vienne agiter l'atmosphère, ces
mêmes régions sont sous le coup d'un temps excessivement mauvais qui permet au thermomètre de descen-
dre à — 10° et — 11°. A la date du 18 janvier, le
Figaro publiait une dépêche d'Ajaccio qui disait : « La
» neige tombe abondamment dans l'intérieur de l'île.
» Le thermomètre marque toujours 4 et 5° au-dessous
» de zéro. » A cette occasion, le Dr Sichel écrivit à l'organe parisien une lettre pour « protester contre ses
» assertions absolument erronées. S'il est vrai, disait-

» il, que dans les hautes altitudes nous avons eu,
» comme chaque hiver, de la neige en Corse, il n'en est
» tombé qu'un seul jour, ici même : quant au thermo-
» mètre, il n'est jamais descendu ici au-dessous de 1°3
» au-dessus de zéro, et cela une fois seulement. »
Mon tableau fait connaître que la neige a fait deux fois
son apparition à Ajaccio en janvier 1891 : le 9 et le 16.
En outre, le 17, la température minima est descendue
à + 1° et, le 19, à + 1°3. Le Dr Sichel a donc commis
deux erreurs dans sa lettre au *Figaro*, mais ce journal
ne disait pas non plus la vérité.

RELEVÉ DE LA TEMPÉRATURE DE LA VILLE D'AJACCIO

pendant le mois de janvier 1891.

JOURS	MAXIMUM DU JOUR	MINIMUM DE LA NUIT	MOYENNE	JOURS	MAXIMUM DU JOUR	MINIMUM DE LA NUIT	MOYENNE
1	+ 13,9	+ 9,9	+ 12.2	17	+ 6	+ 1	+ 3,5
2	15,6	10,3	13.9	18	6,1	2.6	4.7
3	14,9	10,1	12.9	19	6.1	1.3	4,4
4	16	8	12	20	8,9	2.6	5,9
5	13,4	9,8	11,5	21	8,6	2.5	6
6	12,8	10,1	11.7	22	10,2	6,8	8,6
7	12,8	8,1	9.8	23	13.1	7	10.1
8	10	7,5	7,6	24	12.9	6,5	10,4
9 neige	8,9	5	6,6	25	14	4	9
10	9,9	4,2	7,2	26	12.5	7,1	10,2
11	10	3	6,5	27	12.4	6,6	10,3
12	11,4	5,1	9.3	28	12,9	8,5	10,9
13	10,6	5,1	8,7	29	13.9	6,7	10,7
14	11	5,3	8,7	30	12,9	7	10,7
15	9,7	6	7,5	31	15	3	9
16 neige	6,1	3,1	4,7				

J'ai accompagné chacun des tableaux thermométriques de mon étude de réflexions qui en étaient la
conséquence nécessaire. Quelques mots rétrospectifs

sur eux tous ne seront peut-être pas sans utilité. On a pu remarquer que le relevé de la température d'Ajaccio pendant le mois de janvier 1891 a donné une fois comme minimum, pendant la nuit, + 1°0 : c'était le 17, au moment même où on observait — 8° à Toulon ; — 9° à Marseille ; — 12° à Sétif ; — 26° à Épinal. Dans les autres tableaux, la température a toujours été de beaucoup supérieure à ce chiffre. M. Dupeyrat a inscrit comme moyenne de ses trois années d'observation (1810, 1811, 1812) + 7°03 en janvier, + 8°33 en février, + 9°96 en mars, + 8°43 en décembre. M. Nosadowski, dans ses moyennes mensuelles de 1851 à 1858, a donné pour décembre + 11°71 ; pour janvier + 10°25 ; pour février + 11°78 ; pour mars + 12°46 ; comme température moyenne de la saison hivernale, + 11°34. M. le Dr de Santi, dans ses observations météorologiques recueillies pendant la saison hivernale, de 1869 à 1876, a noté, en décembre 1869, moyenne + 13°, avec un maximum de + 18° et un minimum de + 5° ; en 1870, janvier + 12°, température moyenne avec un maximum de + 17° et un minimum de + 3° ; février + 14° moyenne, + 18° maximum, + 5° minimum ; mars + 14° moyenne, avec + 21° maximum, + 8° minimum ; de 1871 à 1876, la température moyenne de la saison d'hiver a été + 12°8, + 13°2, + 14°, + 13°6, + 13°2, + 12°2. De 1878 à 1889, MM. Paoli et Gallet ont observé, en décembre, des moyennes de + 8°1 jusqu'à + 15°1 ; en janvier, des moyennes de + 8°8 jusqu'à + 11°6 ; en février, des moyennes de + 9°1 jusqu'à + 13° ; en mars, des moyennes de + 11°8 jusqu'à 13°6. Comme on le voit donc, tous les observateurs ont remarqué que, pendant les mois froids de l'année, la température est toujours douce à Ajaccio et que le mois le plus froid est le mois

de janvier. Je passe sous silence les températures
estivales, tout le monde étant d'accord qu'elle doivent
être forcément élevées. M. Nosadowski a, en effet,
donné le chiffre de + 24° comme moyenne de l'été. Si
à tous ces chiffres dénotant une température vraiment
douce pendant l'hiver, on ajoute que MM. Dupeyrat et
Nosadowski ont donné des tableaux météorologiques
qui dénotent que l'état de sérénité du ciel est de beaucoup le phénomène le plus constant à Ajaccio ; que les
jours nuageux sont l'exception et que cet état du ciel
dure rarement toute la journée, je prendrai la liberté
d'unir à la brutalité des chiffres le doux langage de
la poésie et je conclurai volontiers que, dans la ville
d'Ajaccio, la température d'hiver est :

Un éternel printemps
Sous un ciel toujours bleu.

PRESSION ATMOSPHÉRIQUE.

La pression atmosphérique d'une localité est en
rapport direct avec son altitude. Au niveau de la mer,
sous une pression de 0^m760, le corps d'un individu de
taille moyenne soutient un poids de 16.000 kilos ; mais
à mesure qu'on s'élève au-dessus de la mer, la colonne
barométrique baisse et sa décroissance est soumise à
une loi régulière ; elle est d'un millimètre pour chaque
10^m50 d'ascension, de sorte qu'à 5,000 mètres, la
colonne barométrique n'a plus que 0^m425 et à 6,500
mètres, hauteur qu'a atteinte Gay-Lussac dans sa
mémorable ascension, elle n'est plus que de 0^m329.
A Mexico, qui est à une altitude de 2,000 mètres, la
pression atmosphérique n'est plus que de 0^m589, et à
Quito, plus élevée encore de 1,000 mètres de 0^m543.

Envisagées au point de vue de la pression atmosphérique, nos montagnes nous offrent, à leurs divers étages, quand on les monte, des bains d'air raréfié à divers degrés et, quand on les descend, des bains d'air relativement comprimés. La décroissance de la température à mesure qu'on s'élève fait d'ailleurs des montagnes, comme on l'a dit avec raison, une série de climats superposés accusant leur diversité par la façon dont ils réactionnent la vie végétale et animale. Pour les contrées méridionales de l'Europe et à plus forte raison pour les pays torrides, le voisinage des montagnes crée donc une série de sanatoria à des hauteurs d'autant plus fortes que leur base reçoit, par le fait de la latitude, une somme plus grande de chaleur et dont on peut tirer grand profit pour certaines localités.

Les détails où je viens d'entrer constituent un hors-d'œuvre pour mon paragraphe; mais je ne pouvais les placer ailleurs. Je ne devais pas non plus les omettre à cause de leur utilité pour certaines considérations que j'aborderai plus loin. Cela dit, je reviens à mon sujet.

La ville d'Ajaccio étant au niveau de la mer, sa pression atmosphérique normale doit être représentée par 0^{m}760. Dans le tableau de M. de Santi, que j'ai rapporté plus haut et qui contient les observations de huit années consécutives, cette pression a varié entre 0^{m}751 comme minima et 0^{m}759 comme maxima.

Les plus grandes oscillations barométriques s'observent en hiver. Les moyennes mensuelles les plus basses tombent dans les mois de printemps et d'été; elles augmentent régulièrement en septembre et en janvier, pour redescendre de février à août.

Ce que l'on observe quant aux oscillations barométriques a lieu également dans chaque révolution diurne, seulement d'une manière moins prononcée.

Je donne ici des observations barométriques faites pendant l'hiver par M. le Dr de Pietra-Santa avec un baromètre Fortin et un baromètre Richard. Ces observations confirment en tout point mes réflexions.

Voici les moyennes mensuelles de quatre observations par jour (8 heures du matin, midi, 5 heures et 8 heures du soir).

	BAROMÈTRE FORTIN	BAROMÈTRE RICHARD
Février	0^{m}765	0^{m}764
Mars..........	0 756	0 755
Avril	0 760	0 760
Mai...........	0 760	0 760

Les oscillations mensuelles n'ont pas été très considérables, comme le démontrent les différences des maxima et des minima.

	MAXIMA	MINIMA
Mars..........	0^{m}767	0^{m}746
Avril	0 763	0 752
Mai..........	0 764	0 749

Les oscillations journalières de trois jours, pris au hasard dans chaque mois, se trouvent être de :

	8 h. matin.	Midi.	4 h. soir.	8 h. soir.
26 février ...	0^{m}770	0^{m}770	0^{m}770	0^{m}770
5 mars	0 758	0 758	0 759	0 758
15 avril.....	0 760	0 760	0 760	0 760
24 mai	0 748	0 749	0 750	0 751

ANÉMOLOGIE.

Personne ne saurait contester la grande importance de l'air en mouvement et son influence prépondérante

sur les phénomènes météorologiques. Tièdes et imprégnés d'humidité lorsqu'ils soufflent de la mer; arides,
brûlants, chargés de poussière lorsqu'ils ont traversé
des déserts de sables, les vents arrivent secs et glacés,
après avoir passé sur des cimes neigeuses, imprégnés
de miasmes délétères lorsqu'ils ont franchi des marais.
C'est dire par ces quelques mots leur rôle en hygiène.

Aux bords de la mer, indépendamment des grands
mouvements d'air, il se produit le soir et le matin
deux vents alizés ou brises régulières, connus sous le
nom de *brise de mer* et de *brise de terre*. La première
reconnaît pour origine l'échauffement inégal de la
terre et de la mer, à mesure que le soleil s'élève au-
dessus de l'horizon. La deuxième se produit, par une
raison inverse, à l'entrée de la nuit. Ces brises tem-
pèrent à Ajaccio la chaleur de l'été et rendent moins
sensibles les froids de l'hiver.

M. le Dr Sichel vient de m'écrire : « A Ajaccio, nous
» sommes à l'abri des vents de nord à cause de la
» position topographique de la ville. Le vent le plus
» fréquent est le vent de sud, souvent intense, mais
» toujours chaud et sec. » Il y a longtemps que M. Volney avait dit aussi que le vent sud-ouest règne dans
cette ville, M. de Pietra-Santa a fait la même consta-
tation. Après avoir habité longtemps cette ville, j'ai
recueilli de nombreuses observations identiques. Un
vent qui est nord partout ailleurs, perd presque toute
son intensité lorsqu'il franchit la montagne contre
laquelle est adossée la ville. Les mois où les vents
soufflent avec plus d'intensité, en changeant de direction dans une même journée, sont les mois de mars et
d'octobre; les plus calmes sont les mois de juillet et
août. Mais pendant l'hiver même il se passe souvent
de longs jours où pas le moindre zéphyr ne vient agiter

l'atmosphère. Le beau temps coïncide toujours avec les vents du nord; ce sont toujours les vents d'ouest qui amènent la pluie. Les vents nord et nord-est amènent un air froid et lourd qui fait monter le baromètre. Les vents d'Ajaccio ne sont jamais chargés de principes délétères et miasmatiques, si ce n'est pendant les mois de juillet, août et septembre, lorsqu'ils traversent l'étang de l'Enfer et les plaines marécageuses de Campo-di-l'Oro. Mais, comme je viens de le dire déjà, pendant ces mois ils n'existent qu'à l'état de brise du matin et du soir.

OZONOMÉTRIE.

C'est là une question qui est encore à l'état d'ébauche pour l'étude des climats; c'est dire que je n'ai pas de longs renseignements à donner. De Pietra-Santa affirme que la proportion d'ozone est toujours considérable à Ajaccio. Or, on sait que l'ozone, par sa seule présence, est un indice de la salubrité de l'air : car il jouit des propriétés oxydantes et désinfectantes qui appartiennent à l'oxygène. L'ozone et l'électricité de l'atmosphère suivent généralement la même marche et se maintiennent dans des rapports constants ; cependant les orages sont rares à Ajaccio, les décharges électriques y sont relativement exceptionnelles.

RÉSUMÉ DE L'ÉTUDE CLIMATOLOGIQUE DE LA VILLE D'AJACCIO.

En résumant l'étude climatologique que je viens de consacrer à la ville d'Ajaccio, je constate que cette ville, coquettement assise sur une presqu'île, aux bords d'un golfe enchanteur, est située sur un sol calcaire et sablonneux qui permet la prompte absorption de l'eau de pluie. La campagne qui l'environne est un magnifique et grandiose spectacle de la nature, qui jette dans l'âme les douces émotions du calme et de la rêverie. On y voit se développer en même temps les plantes tropicales, les céréales, la vigne et l'olivier. Aux environs, on trouve deux torrents, le Prunelli et la Gravona, plusieurs ruisseaux qui vont se déverser dans le golfe pendant l'hiver et l'automne. De nombreuses fontaines qui tirent leurs eaux de diverses sources qui sourdent de la montagne de Pozzo-di-Borgo lui fournissent l'eau potable ; un canal de dérivation de la Gravona fournit l'eau utile aux besoins du ménage et de propreté domestique. Les mois les plus pluvieux de l'année, pour Ajaccio, sont : novembre, décembre, janvier, février, mars, et dans cette période froide de l'année les jours pluvieux sont peu nombreux. Les brouillards sont rares et peu denses. On ne saurait trop admirer l'éclatante pureté de l'atmosphère qui vient refléter ses couleurs azurées dans le bleu toujours pur de la Méditerranée ; l'état de sérénité du ciel est, en effet, le phénomène le plus constant à Ajaccio, les jours nuageux sont l'exception, et encore durent-ils rarement toute la journée. La température moyenne d'Ajaccio pendant l'hiver ressemble absolument à la température ordinaire d'une chambre à coucher que l'on recommande aux malades. L'uniformité de température qui existe dans le jour se continue dans la nuit et se maintient pendant les hivers les plus rigoureux. La pression atmosphérique est en moyenne de 0^m760. Les vents sud et sud-ouest dominent dans la ville. Les mois où les vents soufflent le plus fort sont les mois de mars et d'octobre ; même pendant les mois de l'hiver, il se passe

souvent de longs jours sans que l'atmosphère soit
agitée par le plus léger zéphyr. Les vents ne sont
jamais chargés de principes délétères et miasmatiques.
Les orages sont rares à Ajaccio, les décharges électriques relativement exceptionnelles. Cependant la proportion d'ozone serait toujours considérable.

PATHOLOGIE D'AJACCIO.

La pathologie d'Ajaccio est la même que celle de la
Corse en général. Il me suffirait donc de renvoyer le
lecteur à ce que j'ai dit touchant cette question dans
une précédente communication, et sa religion serait
assez éclairée. Il me paraît utile cependant de dire un
mot sur les fièvres intermittentes, à cause de l'avenir
qui paraît réservé pour cette ville comme station
d'hiver. Ces fièvres intermittentes se déclarent pendant les mois chauds de l'année, juillet, août, septembre, mais ne se manifestent jamais pendant la saison
d'hiver. Elles reconnaissent pour causes les marécages,
les eaux stagnantes qui sont situés à quelques kilomètres de la ville dans la plaine de Campo-di-l'Oro et
près des embouchures de la Gravona et du Prunelli. Il
existe souvent une grande différence entre les fièvres
que l'on contracte à Ajaccio même et celles que l'on
contracte par un séjour un peu prolongé dans les
plaines de Campo-di-l'Oro. Ces dernières sont beaucoup plus tenaces et résistent plus longtemps aux
traitements. La quinine elle-même voit plus souvent
échouer son action spécifique. Mais, encore une fois, il
faut faire observer que ces fièvres se déclarent pendant
les mois chauds de l'année et que les étrangers n'ont

pas à les craindre lorsqu'ils arrivent aux mois de novembre et de décembre pour la saison d'hiver.

Considérations thérapeutiques.

A la vérité, je l'avoue sans réticence, la troisième partie de mon étude a eu pour but les considérations où je vais entrer. Il m'eût paru impossible de décrire le climat d'Ajaccio et de donner de longs tableaux météorologiques sans faire observer que cette ville possède les conditions les plus favorables pour devenir une des plus délicieuses stations d'hiver de la région méditerranéenne. Dans notre siècle d'observation et de méthode scientifiques, tous les cliniciens émérites qui ont participé aux progrès de la médecine ont admis l'influence bienfaisante d'une atmosphère limpide et sans nuages, non seulement pour un organisme valide, mais aussi pour un sujet malade ou valétudinaire. En vain, Koch avec son pédantisme allemand a-t-il rêvé un Sedan médical et a-t-il annoncé *urbi et orbi* la chute prochaine de nos stations méditerranéennes en avançant que la caserne et une piqûre hypodermique étaient les meilleurs moyens à opposer à la tuberculose: l'hygiène, plus puissante qu'une formule pharmaceutique et qu'un liquide de laboratoire, a conservé quand même ses droits supérieurs dans le traitement des maladies.

Pour le malade ou le valétudinaire qui débarquent à Ajaccio, pendant la saison d'hiver, l'hygiène exerce une véritable action morale. Lorsque ce malade vivait chez lui, dans un pays du Nord, il était entouré de soins et de précautions; mais le froid, la pluie, le brouillard, le ciel toujours couleur caoutchouc, une nature toujours morne et toujours en deuil, tout cela attristait son âme, tout cela était pour lui une cause d'idées sombres et mélancoliques qui lui enlevaient tout espoir de guérison. Lorsqu'il arrive à Ajaccio, au contraire, il se trouve tout à coup transporté dans une contrée pittoresque et riante. Autour de lui, tout brille, tout sourit : le ciel, les montagnes, les jardins fleuris, où se détachent sous le feuillage sombre le fruit d'or de l'oranger. Ce ciel sans nuages, ce soleil si brillant, cette atmosphère si pure, cette nature toute nouvelle le grise et, lui que naguère le désespoir avait frappé de son aile lugubre, il sent aujourd'hui son être se rouvrir à l'espérance, il se trouve tout heureux d'humer à pleins poumons un air toujours pur et toujours tiède qui lui ramène la vie avec ses rêves.

Cependant, car dans ce bas monde tout tableau paraît avoir son ombre, cependant dans ce pays où tout inspire la muse du poète et la palette du peintre, un élément perfide serait, dit-on, toujours prêt à exercer une action très nuisible sur des organismes maladifs : cet élément, c'est la mer. N'entend-on pas dire à chaque instant qu'à bord des navires et dans les hôpitaux maritimes, la phtisie fait plus de victimes que partout ailleurs et prend aussi une marche beaucoup plus rapide ? Broussais a dit que sur les côtes de la Bretagne les phlegmasies de poitrine et la phtisie sont beaucoup plus fréquentes que dans l'intérieur des terres. Rush a incriminé pour les phtisiques le séjour sur le bord de la mer, qu'il regarde comme très préjudiciable. Jules Rochard a soutenu, dans un mémoire couronné par l'Académie de Médecine de Paris, que les voyages sur mer accélèrent la marche de la tuberculose pulmonaire. Fonssagrives affirme que si des stations maritimes sont utiles aux phtisiques, ce n'est pas parce que ces stations sont sur le bord de la mer, mais bien quoiqu'elles soient sur le bord de la mer. Et puis l'air marin, dont on veut faire un facteur de thérapeutique utile aux phtisiques, cet air marin existe-t-il avec ses caractères propres, constants, qui puissent le distinguer de l'air des montagnes, de l'air de la campagne? A-t-il une entité, des caractères physiologiques et thérapeutiques propres?

On le voit, les objections sont très précises, les accusations très nettes; par conséquent Ajaccio, qui aspire à devenir une station hivernale maritime de la Méditerranée, ne pourrait profiter que de l'engouement de la mode et nullement d'un mouvement scientifique sérieux, si ces objections sont sérieuses. Heureusement, aux affirmations de Broussais, de Rush, de Jules Rochard, de Fonssagrives et des auteurs qui ont adopté leur doctrine, les réponses d'une haute portée scientifique ne manquent pas. Broussais a parlé de la Bretagne, Rush a surtout envisagé l'Angleterre. Or, dans ces pays, comme dans tous ceux qui longent l'Océan, la note dominante du climat, ce n'est pas l'air marin, mais bien un air saturé d'humidité, une atmosphère toujours exposée aux moindres caprices des vents. Alors, comme je l'ai dit plus haut, ce climat agit à la manière d'un traumatisme continuel sur les bronches et y développe des phlegmasies fréquentes qui ne tardent pas à y faciliter l'éclosion du bacille de la tuberculose, pour peu que le terrain général de l'organisme lui soit favorable. Quoi de moins étonnant alors que la tuberculose y exerce des ravages si fréquents, qu'elle y occasionne à elle seule autant de décès que la fièvre typhoïde, la variole, la diphtérie, la rougeole, la scarlatine réunies? Dans ses statistiques décourageantes, Jules Rochard a surtout étudié les

marins de l'État, c'est à dire un genre de population
exposée à tous les dangers de l'encombrement, qui
respire dans l'intérieur du vaisseau un air peu ou
point ozonisé, partant qui respire mal et absorbe vite
les émanations malsaines dans les cales et les entre-
ponts où elle passe le temps du repos, quand elle n'est
pas retenue ailleurs par son service : c'est dire en deux
mots que ce genre de population est forcée de subir
la vie la plus antihygiénique que l'on puisse imaginer.
Mais si, au lieu d'étudier l'influence de l'air maritime
sur des matelots, Jules Rochard avait suivi des voyageurs libres navigant dans le but d'améliorer leur santé
et possédant tout le bien-être d'un bâtiment confortable, je ne doute pas qu'il serait arrivé à des conclusions
différentes. D'ailleurs, Broussais, Rush, Fonssagrives,
qui incriminent le littoral maritime comme nuisible
pour les phtisiques, déclarent, au contraire, les voyages
sur mer favorables à la santé de ces derniers, à la
condition que le voyageur sache utiliser la vapeur
d'eau saline qui s'élève de la mer et vient humecter
son poumon sans s'exposer aux accidents des intempéries. Et comment pourrait-il en être autrement? La
physiologie la plus élémentaire nous enseigne que
l'iode et le chlorure de sodium, les principales substances qui sont contenues dans les vapeurs d'eau de la
mer, sont toujours des principes utiles à l'organisme
de l'homme; la thérapeutique la plus usuelle nous fait
connaître aussi que ces substances sont très utiles dans
le traitement des maladies de poitrine. Ainsi donc,
bien loin de regarder la mer comme une contre-indi-
cation pour l'arrivée des phtisiques à Ajaccio, à la
suite des auteurs éminents qui ont traité de l'action
des climats maritimes dans les affections tuberculeuses, je dirai en empruntant les paroles d'Hameau

(d'Arcachon) : « Le climat marin, qui est le plus puis-
» sant curatif de la scrofule, est très favorable à la cure
» des manifestations cutanées, osseuses, articulaires et
» ganglionnaires de la tuberculose. Il constitue pour
» les valétudinaires prédisposés à la tuberculose, et
» pour les tuberculeux menacés de phtisie, un milieu
» préservatif efficace. » J'ajouterai volontiers aussi à
cette citation les paroles de Houzel : « La mer, sans le
» bistouri, guérit un grand nombre de manifestations
» scrofuleuses; le bistouri, sans la mer, n'en peut
» guérir qu'un petit nombre. » Je ne saurai donc trop
conseiller le climat d'Ajaccio aux malades porteurs de
ces diverses affections; et comme l'adossement de la
ville à la montagne met cette dernière à l'abri des vents
du nord, je dois avouer que je le trouve très utile pour
les goutteux et les rhumatisants, pour tous ces malades, en un mot, qui ont toujours besoin de plonger
leur corps dans un véritable bain d'air pur, tout en
évitant les caprices des intempéries.

Je me refuse à entrer dans d'autres détails et à
décrire les formes de tuberculose qui doivent être
principalement dirigées sur Ajaccio. De pareilles considérations m'entraîneraient hors du cadre de mon
étude générale et exigeraient des classifications de
pathologie que je crois ne devoir pas aborder. Avant
de quitter cependant ce sujet, je trouve bon de donner
un mot de réponse aux auteurs qui ont refusé une entité
et des caractères physiologiques propres à l'air marin.
Où la chimie ne saisit pas de dissemblances, la vie,
analyse plus délicate, peut en trouver, et l'expérience
de tous les jours, les observations des médecins les
plus instruits ne cessent de constater ces dissemblances. L'air des plages ne renferme, en effet, qu'une
quantité insignifiante d'oxygène en plus que l'air des

continents et très peu moins d'azote et d'acide carbonique : mais il renferme une bien plus grande quantité d'ozone. Et l'on sait que l'ozone, par sa seule présence, est un indice de la salubrité de l'air ; car il jouit des propriétés oxydantes et désinfectantes qui appartiennent à l'oxygène. L'atmosphère marine renferme beaucoup moins de bactéries que l'atmosphère de l'intérieur des terres, et le malade peut respirer à son aise un air très pur.

Cette atmosphère a aussi une odeur particulière s'exhalant des plantes marines dont le rivage est couvert et qui sont chargées de brome et d'iode ; on peut tirer grand avantage de sa composition toute spéciale, qui consiste dans une véritable imprégnation de chlorure de sodium provenant des particules d'eau soulevées par le sillage et entraînées par le vent, alors que les vagues se brisent sur les rochers de la rive. Ce sel se vaporise insensiblement et dépose ses cristaux à la surface des corps. Une pression atmosphérique constamment forte maintiendra un équilibre plus stable dans les fonctions du poumon ; enfin, une température plus modérée, plus uniforme de l'atmosphère ambiante le mettra plus à l'abri des accidents qui ont été l'objet des critiques auxquelles je viens de répondre. Mais donner tous ces détails, c'est presque revenir sur la description déjà faite du climat d'Ajaccio ; si le lecteur se rappelle tout ce que j'ai dit précédemment sur les eaux, l'air, la pression atmosphérique, l'ozonométrie de cette ville, il verra que rien ne manque au tableau.

En plaidant donc la cause des stations maritimes, j'ai plaidé la cause d'Ajaccio et j'ai fait connaître l'utilité de cette agréable station pour les affections qui se réclament de l'air marin. Mais si le climat marin mérite l'épithète de *climat constant* à cause de ses oscillations peu étendues, combien plus le climat d'Ajaccio mérite d'être ainsi appelé! Je ne saurais trop répéter que l'uniformité constante de sa température lui donne beaucoup d'avantages sur d'autres stations hivernales et maritimes. Ainsi, à Nice par exemple, il existe de notables différences de température à l'ombre et au soleil, et ces différences s'accusent surtout vers la fin du jour. Thaon ne nie pas qu'à ce moment de la journée, les couches d'air surchauffées subissent un refroidissement tel que la vapeur d'eau qu'elles contiennent se condense et tombe sous forme de rosée; les malades se sentent enveloppés par un *véritable manteau de glace*. De là ce précepte de rentrer avant le coucher du soleil et de ne ressortir qu'une ou deux heures plus tard.

Roubaudi, dans son travail *Nice et ses environs,* avoue que souvent les vents changent plusieurs fois de direction par jour. Ces variations subites, ces contrastes inattendus, ces coups de vents qui éclatent souvent au milieu des journées les plus calmes, jettent dans l'air une âpreté aussi désagréable que nuisible. Or, qu'on se rappelle tout ce que j'ai écrit dans les paragraphes précédents sur l'atmosphère et la température d'Ajaccio et l'on verra combien la note est différente pour cette dernière ville. Ici, point de ces surprises, point de ces traîtrises de l'air en mouvement. Les jours calmes sont continués par une nuit aussi tranquille. C'est à peine si, comme le dit Bergerat, la brise de terre se noue par une caresse à la brise de mer et si les deux échangent un long baiser dont on se sent enveloppé. La montagne contre laquelle la ville est adossée brise tout courant du nord qui voudrait exercer sur elle son action nuisible. Je ne connais qu'une seule localité pouvant être comparée à Ajaccio sous ce point de vue : la ville d'hiver d'Arcachon, dont les dunes brisent tous les courants aériens.

Ajaccio présente donc tous les avantages d'une délicieuse station hivernale maritime; mais le médecin désireux d'utiliser sérieusement cette station pour ses malades ne doit pas oublier certaines règles d'hygiène. L'homme du Nord, qui aura été brusquement transplanté des rives glacées de la Néva ou des bords brumeux de la Tamise sur les plages tièdes et ensoleillées d'Ajaccio, apportera nécessairement avec lui le type constitutionnel qui lui est propre et des aptitudes organiques et fonctionnelles en désaccord avec celles qui caractérisent les habitants du pays. Il s'établira donc, dès son arrivée dans le nouveau pays qu'il vient habiter, une lutte entre ses fonctions organiques et les forces extérieures ambiantes, un conflit qui ne cessera qu'avec l'acclimatement. Or, ce ne sont point quelques mois d'hiver passés dans la station d'Ajaccio qui suffiront pour que l'homme du Nord ait le temps de s'adapter au nouveau milieu atmosphérique. Aussi, tant que durera la période d'acclimatement, l'action climatérique viendra-t-elle se heurter aux résistances que lui opposera l'organisation exotique et qui modifieront ses effets thérapeutiques.

Ce sont là des conditions que H. Bennett avait prévues depuis longtemps. Mais d'autres inconvénients de cette dépaysation de quelques mois doivent être signalés aussi : l'étranger ne s'habituera pas tout de suite au genre de vie qui est propre aux habitants du pays; pendant tout ce temps, il constituera, au milieu des indigènes, une individualité sans similaire dans la station; il sera pris de la nostalgie, cette terrible maladie qui fait souvent tomber les armes des bras du soldat vigoureux. Lorsque après avoir supporté avec courage les premiers effets de cette affection, l'étranger commencera à s'habituer aux usages du nouveau pays et à oublier le souvenir de la patrie absente ou d'une famille chérie, il sera obligé de se rappeler que le printemps arrive, qu'il faut rejoindre les contrées, cause première de son affection, qu'il faut quitter une nature souriante toujours capable d'éveiller en lui la gaieté ; qu'il doit s'exposer à tous les inconvénients d'un long voyage, et tout cela sans avoir eu le temps de retirer un effet thérapeutique sérieux du déplacement, de la transplantation, du séjour dans la station d'Ajaccio.

Et si tels sont les désavantages que procure souvent le séjour dans la station d'Ajaccio, comme dans toutes les stations hivernales de la Méditerranée, que doit-on faire alors? La réponse est facile. En prescrivant la station d'Ajaccio, de même qu'en conseillant une station méridionale quelconque, le médecin ne doit pas oublier d'ordonner en même temps le séjour le plus long possible dans cette localité ou dans les régions environnantes : en un mot, il doit user de son influence morale pour faire adopter le séjour dans la station l'été comme l'hiver, partant de continuer sur place la cure estivale et la cure hivernale.

Mais si le froid rigoureux et une température humide et capricieuse sont nuisibles à des tuberculeux par les accidents bronchitiques qu'ils occasionnent, un climat trop chaud n'est pas moins funeste pour ce genre de malades. Les rapports annuels des médecins anglais ont prouvé jusqu'à l'évidence que les séjours dans les tropiques est nuisible aux soldats tuberculeux. Nos médecins militaires ont tous constaté que l'Afrique est nuisible pendant l'été aux tuberculeux de l'armée française. Tous les cliniciens ont observé que

les hautes températures sont autant ou sinon plus
nuisibles que les basses températures pour les poitrinaires. C'est pourquoi il serait difficile de nier qu'un
phtisique n'est pas bien à Alger pendant la saison
torride de l'été, qu'il ne supportera pas sans inconvénient le simoun du Sahara ou les vents chauds de
l'Egypte aux mois de juillet et d'août. En outre, beaucoup de stations hivernales, comme certaines stations
de l'Italie qui sont des séjours délicieux et enchan-
teurs pendant la saison froide, deviennent des contrées
véritablement pestilentielles pendant la saison chaude,
à cause des fièvres telluriques qui y sévissent.

Mais si un certain nombre de stations hivernales
présentent trop de désavantages pour être en même
temps des stations estivales, que de localités ne
pourrions-nous pas citer qui possèdent autour d'elles
des lieux élevés où le malade pourra se retirer pendant les chaleurs torrides de l'été : Constantine qui a
près d'elle les montagnes de la Kabylie ; diverses villes
d'Espagne avec leur sierra ; Ajaccio, situé non loin de
riantes vallées, de belles forêts, de paysages tour à tour
agrestes et splendides, de montagnes élevant jusqu'aux
nues leur front sourcilleux. En se retirant dans ces
hauteurs pendant l'été, le malade n'aura pas à affronter
les dangers d'un long déplacement pour se procurer
un climat frais et tempéré avec une température de
15 à 22° le jour et de 8 à 11° la nuit, c'est à dire un
climat qui, selon Bennett, réalise les conditions les
plus favorables pour un poitrinaire, qui tonifie et
vivifie l'organisation, rend l'exercice en plein air
possible, stimule l'appétit et les fonctions digestives.
Suivant le conseil de son médecin, le malade pourra
ainsi choisir le degré d'altitude le plus favorable pour
son hématose pulmonaire et se procurer le degré de

pression atmosphérique qui sera le plus utile à son organisme. Encore une fois donc, sans s'exposer à tous ces déplacements, à tous ces longs voyages, à toutes ces transplantations successives qui impressionnent toujours défavorablement un organisme malade, l'étranger pourra se retirer, à l'approche de l'été, dans les régions montueuses ou intermédiaires, procurer ainsi à son organisme le bain d'air raréfié qui lui sera le plus propice et suivre en cela les indications thérapeutiques les plus strictes. Et qu'on ne croie pas que cette idée d'utiliser les stations estivales pour la cure des maladies de poitrine, que la création de lieux de plaisance autour des stations hivernales, soit une vue nouvelle de l'esprit. C'est là un mouvement établi qu'il suffit d'encourager. Les hauts plateaux des Cordillères, en Amérique, les montagnes de la Suisse, certaines parties des Alpes et des Pyrénées, en Europe, sont des séjours que tous les médecins recommandent volontiers aux poitrinaires. Partant, autour d'Ajaccio, le col de Vizzavona, Bocognano, Bastelica, Ocana, Vico, toutes localités situées à des degrés d'altitude divers, peuvent être des stations estivales très utiles et procurer au malade la température qui lui sera la plus favorable. Lorsque le malade aura ainsi quitté la mer, cette éternelle agitée, dont les plaintes continuelles remplissent l'âme d'étranges rêveries, il se trouvera transporté au milieu des montagnes, ces éternelles immobiles, dont le calme méditatif uni aux sites toujours pittoresques et majestueux inspireront son imagination de penseur, de peintre ou de poète. Il pourra de la sorte mieux apprécier cette Corse trop calomniée par les romanciers et les politiciens et goûter à loisir les douceurs de l'hospitalité que ses habitants cultivent encore comme une vertu domestique.

IV

Conclusion générale.

La Corse a une histoire des plus dramatiques. Pendant de longs siècles, elle a combattu pour ses foyers et sa liberté. Guidée par des chefs tels que Sampiero et Paoli, elle a toujours frémi contre les tyrannies diverses qui ont pesé sur sa tête sans parvenir à la faire courber. Par sa ténacité dans ces luttes continuelles, elle a rappelé la phrase écrite jadis par Sénèque : *Vous ne ferez jamais d'un Corse un esclave.* Ce n'est que lorsqu'un grand homme, né à Ajaccio, devenu plus tard maître du monde, a exercé son pouvoir magique, avec son esprit et son tempérament d'insulaire, imprimant à son administration les principes démocratiques des législateurs corses qui avaient excité l'admiration de son enfance ; ce n'est que lorsque le peuple de la vieille Cyrnos a vu dans ce grand homme le vengeur de toutes les humiliations qu'on avait voulu lui faire subir, la personnification de sa destinée nouvelle, le trait d'union cimenté par la gloire avec les vainqueurs de Pontenuovo, qu'il a consenti à faire partie d'une nation généreuse comme lui, la plus digne de sa sympathie, la seule capable de lui assurer la prospérité et l'avenir. La Corse est donc riche en gloires nationales. Plus d'un grand peuple pourrait être jaloux de son passé historique.

On vante sans cesse la belle température de Nice,

de l'Italie et de la Grèce. La Corse n'a rien à envier, sous ce rapport, aux contrées les plus à la mode parmi le monde des touristes et des malades. Pendant l'hiver, il est rare de voir tomber la neige dans les villes et les régions basses, bien que les montagnes soient presque continuellement couvertes de frimas. Cependant on y constate de temps à autre quelques matinées froides, surtout lorsque le *Gregale* (vent N.-O.) souffle. Les chaleurs sont très fortes dans l'île et quelquefois même accablantes ; mais les zéphyrs y viennent tempérer les ardeurs du soleil ; d'abondantes rosées se détachent chaque nuit de l'atmosphère. Les montagnes et les coteaux, d'où s'exhale toujours une délicieuse fraîcheur, jouissent pendant l'été des plus beaux jours du printemps. Dans l'intérieur de l'île, on ne connaît presque pas les rigueurs de l'hiver. C'est à peine si les vallées de la Corse ont vu la verdure disparaître, sous les efforts d'un vent furieux, que déjà une sève vigoureuse circule de toute part, que la végétation s'anime et que les plantes embaument l'air de leur parfum.

La pathologie du pays se ressent d'un si beau climat. Les épidémies sont excessivement rares ; à part les maladies organiques individuelles, les affections les plus communes sont les affections saisonnières, principalement celles de la saison froide : pneumonies et pleurésies. L'imprévoyance et la négligence des moyens de se préserver des intempéries des saisons en sont les causes manifestes. La phtisie est beaucoup plus rare que ne l'ont prétendu certains auteurs. Cependant la Corse a un fléau redoutable : c'est la *mal'aria*, maladie mortelle qui sévit pendant l'été dans les parties basses de l'île, autour des régions marécageuses, avec autant d'atrocité que dans la partie méridionale de l'Italie et dans les environs de Rome.

Le dessèchement complet de tous les marais s'impose
à la sollicitude du gouvernement français, pour que le
repeuplement des plaines environnantes redevienne,
comme dans les temps anciens, une source de richesses
fécondes.

Le voisinage de la mer, le calme de l'air, l'absence
presque complète des perturbations atmosphériques,
la beauté des sites, la facilité des excursions me
paraissent indiquer le séjour d'Ajaccio, en automne,
pendant l'hiver et une partie du printemps, pour tous
les enfants fatigués, chétifs, atteints de lymphatisme ou
de scrofulose, pour toutes les jeunes filles chloro-
anémiques dont les périodes menstruelles s'établissent
difficilement ou douloureusement. La pureté absolue
de l'air et l'altitude des lieux qu'on pourra choisir
comme séjour ordinaire sont les meilleures conditions
pour amener une amélioration presque certaine dans
les cas de bronchite et de laryngites chroniques. J'ajouterai que le calme de cette nature, pour laquelle la
Providence semble avoir prodigué ses bienfaits, la
facilité des promenades, la sensation si profonde de
repos que l'on y ressent involontairement seront toujours un des meilleurs adjuvants dans le traitement
des neurasthénies et des névropathies en général.
Enfin, les sites pittoresques des montagnes environnantes peuvent être utilisés pour les goutteux, les
rhumatisants et les tuberculeux qui, après avoir fait
choix de la ville d'Ajaccio comme séjour d'hiver, cher-
cheront à fuir les chaleurs torrides de l'été sans
s'exposer aux dangers d'un long voyage.

Dans ce travail, où il m'aurait été facile d'entrer
dans de plus longs développements, j'ai évité de

donner sur la Corse et sur la ville d'Ajaccio des détails trop élogieux, ne voulant pas prendre à tâche de combattre les présomptions chimériques qui règnent sur ce pays. La voix du médecin faisant toujours taire en moi celle du patriote, je ne suis pas entré dans des descriptions dithyrambiques et n'ai pas parlé des sites d'un pittoresque grandiose qui ont souvent frappé l'imagination des poètes et auraient pu animer ma plume. Me tenir au-dessous de la vérité, tel a été mon programme. Toutefois, au moment de m'éloigner, par la pensée, de cette ville d'Ajaccio dont j'ai foulé le sol pendant mes jeunes années, je prends la liberté de quitter le style trop prosaïque qui s'impose à un livre médical et d'emprunter le langage cher à Delille, pour redire à cette ville les adieux qu'une amie du grand écrivain, Mme Devonshire, adressait à la divine Italie et à ses plages ensoleillées :

> Je te laisse, ma sœur ! Vents, soyez-lui fidèles ;
> Doux zéphyrs, portez-lui la santé sur vos ailes.

TABLE DES MATIÈRES

III

CLIMATOLOGIE D'AJACCIO

IV

CONCLUSION GÉNÉRALE

Bordeaux — Imp. G. Gounouilhou, rue Guiraude, 11.